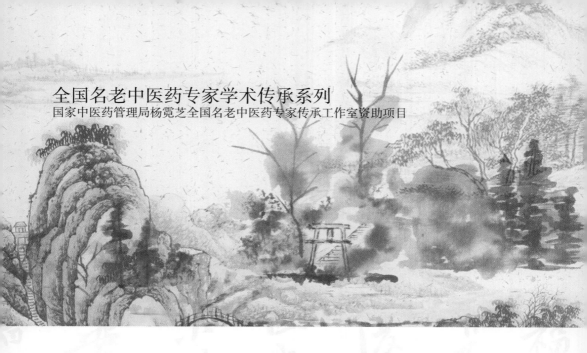

全国名老中医药专家学术传承系列

国家中医药管理局杨霓芝全国名老中医药专家传承工作室资助项目

名中医杨霓芝
谈肾病调养与防治

主　审　杨霓芝

主　编　赵代鑫　张　蕾

副主编　冷　伟　钟　丹　林静霞　王荣荣　段小军　杨晓寰

编　委　（以姓氏笔画为序）

马莉莎　王荣荣　伦龙威　刘敏华　李　茵　李晓朋

杨晓寰　吴秀清　冷　伟　张　蕾　张洁婷　张燕媚

林静霞　周淑珍　赵代鑫　胡天祥　钟　丹　段小军

姬　玉　黄馨怡　彭　鹿　曾　露　蔡　寸　戴玉韵

人民卫生出版社
·北京·

图书在版编目（CIP）数据

名中医杨霓芝谈肾病调养与防治 / 赵代鑫，张蕾主编 . —北京：人民卫生出版社，2022.3

ISBN 978–7–117–32850–0

Ⅰ. ①名… Ⅱ. ①赵…②张… Ⅲ. ①肾病（中医）–食物疗法②肾病（中医）–防治 Ⅳ. ①R247.1②R256.501

中国版本图书馆 CIP 数据核字（2022）第 022562 号

| 人卫智网 | www.ipmph.com | 医学教育、学术、考试、健康，购书智慧智能综合服务平台 |
| 人卫官网 | www.pmph.com | 人卫官方资讯发布平台 |

名中医杨霓芝谈肾病调养与防治

Mingzhongyi Yang Nizhi Tan Shenbing Tiaoyang yu Fangzhi

| 主　　编：赵代鑫　张　蕾 |
| 出版发行：人民卫生出版社（中继线 010-59780011） |
| 地　　址：北京市朝阳区潘家园南里 19 号 |
| 邮　　编：100021 |
| E - mail：pmph @ pmph.com |
| 购书热线：010-59787592　010-59787584　010-65264830 |
| 印　　刷：北京汇林印务有限公司 |
| 经　　销：新华书店 |
| 开　　本：710×1000　1/16　印张：10.5　插页：8 |
| 字　　数：183 千字 |
| 版　　次：2022 年 3 月第 1 版 |
| 印　　次：2022 年 3 月第 1 次印刷 |
| 标准书号：ISBN 978-7-117-32850-0 |
| 定　　价：59.00 元 |

打击盗版举报电话：010-59787491　E-mail：WQ @ pmph.com
质量问题联系电话：010-59787234　E-mail：zhiliang @ pmph.com

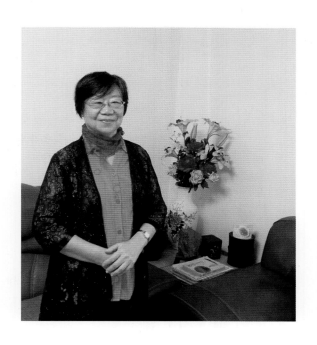

　　杨霓芝,广州中医药大学教授、主任医师、博士生导师、博士后合作教授,广东省名中医,第五批全国老中医药专家学术经验继承工作指导老师,国家中医药管理局杨霓芝全国名老中医药专家传承工作室导师,国家中医肾病临床研究基地、广东省中医院肾病科学术带头人。

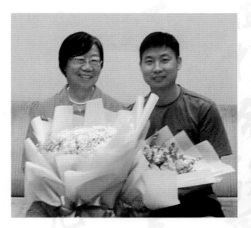

图 1　杨霓芝与赵代鑫

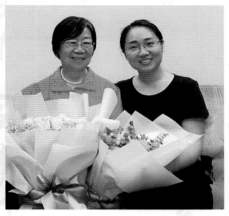

图 2　杨霓芝与张蕾

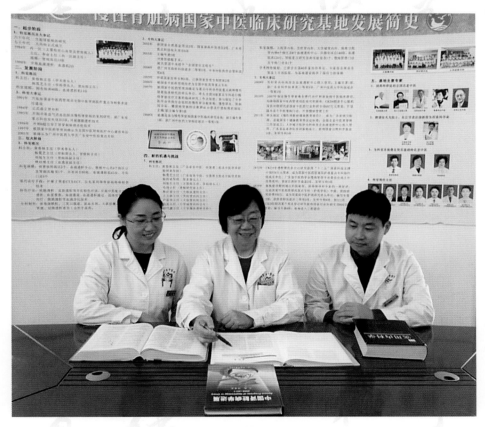

图 3　杨霓芝与二位主编讨论诊疗方案

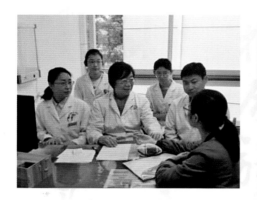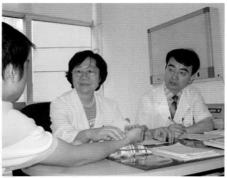

图 4　出诊

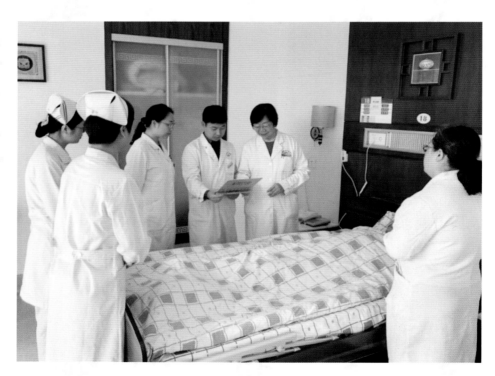

图 5　临床查房

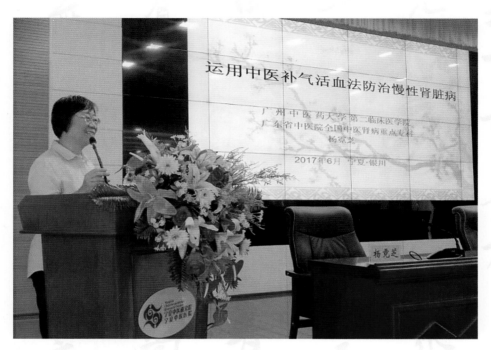

图 6　学术报告

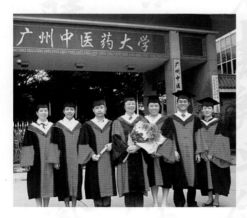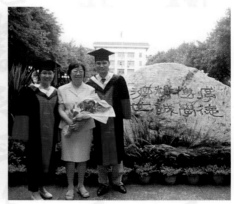

图 7　合影

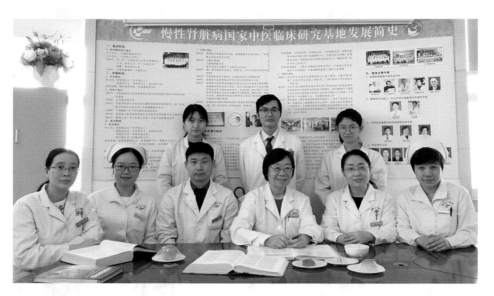

图 8　讨论方案

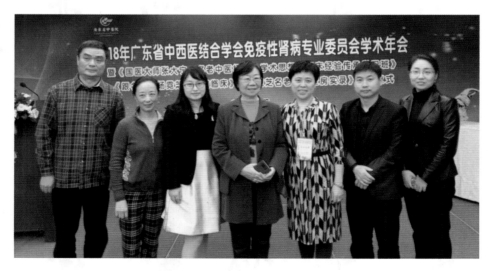

图 9　学术会议合影

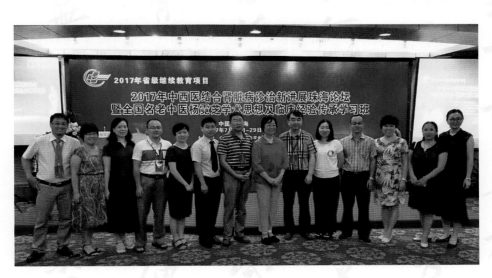

图 10　杨霓芝与硕博士及师承弟子合影

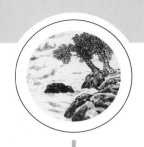

主编简介

　　赵代鑫,医学博士,副主任医师,广东省杰出青年医学人才,广东省中医院大学城医院血透科主任,博士期间师从杨霓芝教授。担任中国中医药肾脏病防治联盟血液透析专家委员会副主任委员,广东省基层医药学会中西医结合肾病专业委员会副主任委员兼秘书长。

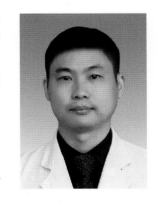

　　擅长慢性肾小球肾炎、慢性肾衰竭,糖尿病肾病,高血压肾病、尿酸性肾病、肾病综合征,IgA肾病,尿路感染等疾病的中西医诊治,熟练掌握终末期肾病的肾脏替代治疗,如血液透析、腹膜透析等。

　　主持省部级课题1项,参与国家自然科学基金课题1项,获国家发明专利2项,广东省科学技术奖励三等奖1项,中华中医药学会科学技术奖二等奖1项,中华中医药学会科学技术奖三等奖1项。参编《现代中医肾脏病理论与临床》《中医肾脏病学》《慢性病养生指导》等专著。

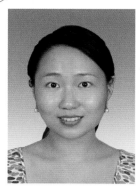

　　张蕾,医学博士、博士后,硕士研究生导师。广东省杰出青年医学人才。广东省中医院肾病科研究员。澳大利亚昆士兰大学访问学者。博士师从杨霓芝教授。主要从事中西医结合防治慢性肾脏病的研究。兼任中国民族医药学会肾病分会常务理事,中国中药协会肾病中药发展研究专业委员会常务理事等。

　　擅长慢性肾脏病的中西医结合诊治及健康调理,包括慢性肾衰竭、糖尿病肾病、急慢性肾炎、肾病综合征、高尿酸血症肾损害、IgA 肾病、尿路感染以及现代人群亚健康状态(怕冷、体虚易感冒、胃肠功能紊乱、失眠、月经失调等)的中医健康调养。

　　主持国家自然科学基金项目 1 项,省部级课题多项,获研究经费 100 余万元,作为主要研究者参与国家中医药行业科研专项、"十二五"国家科技支撑计划重点项目等多项课题。以第一作者发表相关 SCI 论文 9 篇,副主编专著 3 部。获中华中医药学会科学技术奖二等奖 1 项。

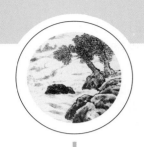

序

弹指一挥间，往事越千年，从数千年历史长河中走来的中医药学，不仅积累了系统的疾病诊治方法，也包含了丰富的预防疾病发生、防止传变等"治未病"思想。中医药学不仅是一门医学科学，同时也蕴含着丰富的人文科学和哲学思想，至今仍对人民的健康发挥着重要的作用，展示出了强大的生命力和广阔的发展前景。

《黄帝内经》提出："是故圣人不治已病治未病，不治已乱治未乱，此之谓也。夫病已成而后药之，乱已成而后治之，譬犹渴而穿井，斗而铸锥，不亦晚乎。"唐代医家孙思邈把医生分为上、中、下三等，认为上医治未病之病，中医治欲病之病，下医治已病之病。说明中医治疗疾病强调对时机的重视，重在预防为先，防治结合，逐渐形成了中医以"未病先防、欲病救萌、已病防变、瘥后防复"为核心内容的"治未病"学术思想。对于肾脏病而言，常见隐匿而发或全身系疾病累及肾脏，随着疾病进展，逐渐损伤肾脏功能，而肾衰竭是所有肾脏病的共同结局，给患者、家庭及社会带来沉重负担。因此，对于慢性肾脏病的未病预防及既病调护显得尤为重要，但对于肾脏疾病的中医预防及调护，目前尚无系统完整之专著。

杨霓芝教授是岭南著名的中医肾病名家，是广东省名中医，广东省中医院肾内科学科奠基人及带头专家，在四十余年的临床实践中积累了宝贵有效的临床经验,形成了以益气活血法为主防治慢性肾脏病为特色的学术思想,杨霓芝教授对于肾脏病的中西医诊断及治疗有独到认识和理解,是岭南中医肾病的代表。我有幸与杨教授相识相知,每每相见相谈甚欢,欢笑情如旧,承蒙杨教授青睐,书稿交付之际,先予我拜读。此部《名中医杨霓芝谈肾病调养与防治》为系统整理发掘杨教授宝贵学术思想之佳作,全书以现代医学肾脏内科主要疾病为主线,分篇章详细论述不同疾病类型及阶段在中医药理论指导之下的疾病预防理论及方法;对于已病者,论述了病后调护的方法,全书有"未病先防,既病防变"的中医特色疾病预防思想。此部力作补其姊妹篇欲发未发之意,相合而成体系,但又不失特点,可以作为临床工作者、医学生、肾病患者及家属的参考书籍之一。

"为求后世堪持赠,长作千秋未了缘",观是书,其中之精义,有益于患者、医学及社会,因实际所感,乐之以为序。

张大宁

2021.1

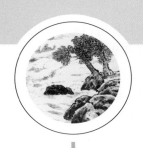

前 言

　　近年来慢性肾脏病在全球范围的发病率呈上升趋势,已经成为继心脑血管疾病、糖尿病、恶性肿瘤之后又一威胁人类健康的主要疾病。慢性肾脏病又被称为"沉默的杀手",其起病隐匿,病程后期易出现各种并发症,病情复杂,待患者感觉到不舒服再就医时,往往肾脏损伤已经很严重,难以挽回或逆转。因此慢性肾脏病的早期防治和既病防变非常重要。

　　中医"治未病"的思想源自《黄帝内经》,包括未病先防、已病防变、已变防渐。它要求人们不但要治病,而且要防病;不但要防病,而且要注意阻挡病变发生的趋势,并在病变未产生之前就想好能够采用的救急方法,这样才能掌握疾病的主动权。

　　岭南中医肾病名家杨霓芝从事中医临床医疗、教学及传承、科研工作40余年,临床经验丰富,尤以中医药防治慢性肾脏病造诣颇深,在临床实践中,主张中西医相关学科的融会贯通,运用现代医学的观念审视疾病,以中医的手段和方法诊治疾病。杨霓芝教授在临床上非常注重"治未病"理论在肾脏疾病防治调护中的应用。

　　为了更好地继承和发扬杨霓芝教授学术思想和临床经验,吾等有幸跟随杨霓芝教授出诊、查房、临床工作数载的一众弟子,将杨霓芝教授的治未病理论防治慢性肾脏病的临证经验收集整理,编辑成册。本书第一部分重点阐述了中医"治未病"理论从肾论治的起源、发展与创新,介绍杨霓芝教授益气活血法在肾脏病"治未病"中的运用,从慢性肾脏病的早期识别和预防,日常调护,常见保健食物几个篇章详细介绍了治未病理论在患者日常生活中的应用。本书第二部分以肾脏疾病为纲,介绍了杨霓芝教授运用治未病理论,治疗和调护常见肾脏病(包括慢性肾小球肾炎,肾病综合征,急、慢性肾衰竭,糖尿病肾病,高血压肾病,尿酸性肾病,狼疮性肾炎,尿路感染,过敏性紫癜性肾炎)的经验,及对肾脏替代疗法患者的日常调护与并发症防治。

本书的出版,乃是肾病患者福音,中医肾病临床医师、学生们的一大幸事。本书还得到国医大师张大宁教授的肯定与支持,并予作序,以资鼓励。我们寄望,通过本书的出版,为发扬和传承杨霓芝教授学术思想和临床经验做出贡献!为祖国中医药事业的继承与发展添砖加瓦!

限于水平,整理过程中难免有疏漏、不妥之处,敬请广大读者提出宝贵意见!

编者
2021 年 1 月

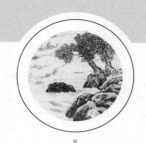

目 录

目录

第二部分　肾脏病防治要点

第一章　慢性肾小球肾炎 ———————————— 59

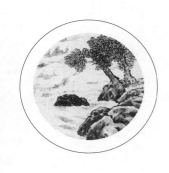

第一部分
"治未病"理论在慢性肾脏病领域的应用及保健要点

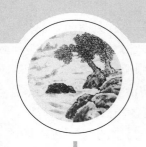

第一章
中医"治未病"从肾论治概述

第一节　中医从肾"治未病"理论的学术源流

一、中医"治未病"概述

中医"治未病"一词源自中国古代"防患于未然"的避祸、预防思想。"未病"一词首见于《素问·四气调神大论》。中医"治未病"理论的萌芽于《周易》:"水在火上,既济,君子以思患而豫防之。"中医"治未病"的理论首次出现于春秋战国时期《黄帝内经》,该书中三次提到"治未病"的医学思想并深入阐述,其论述内容可总结为:未病要先防、治病在萌芽、待衰时则刺、既病要防变。中医"治未病"思想发展于东汉时期张仲景《金匮要略·脏腑经络先后病脉证》曰:"夫治未病者,见肝之病,知肝传脾,当先实脾。"《伤寒杂病论》中云:"太阳病,头痛至七日以上自愈者,以行其经尽故也。若欲作再经者,针足阳明,使经不传则愈",警示人们提前预防疾病,如果有病要提早医治。中医"治未病"思想成熟于清代,代表医家为叶桂(叶天士),其在《温热论》中指出"先安未受邪之地",他提出祛邪泻热,务尽务早,保津养阴,贵在未匮的"治未病"思想。中医"治未病"思想经历了酝酿、萌芽、体会、领悟直至诞生,是历代医家在长期实践与理论结合的过程中,通过反复推敲、总结、提炼而成的,是采取预防或治疗手段,防止疾病发生、发展的方法,是中医治则学说的基本法则之一,对预防养生和临床诊疗具有重要的指导意义。

随着中医药文化的不断进步,中医"治未病"思想得到历代医家的推崇和学习,并不断对其进行扩充和完善,形成中医养生保健和防治疾病的预判思想。东汉名医华佗,继承了前人的学术思想,发扬养生理论,创立"五禽戏"健身法,倡导通过运动来改变身体状况。张仲景整理了《黄帝内经》中的"治未病"思想,梳理出行之有效"治未病"思想体系,大力发展中医"治未病"的理论,深入发展"治未病"的临床应用。晋代葛洪,极其重视人的"精""气",对养生防病、治未病有丰富的经验,他主张"养生以不伤为本"。唐代"药王"孙思邈,经过长期临床论证,科学地将疾病分为"未病""欲病""已病"三个层次,总结归纳出一套动与静相结合、药材与食材相结合的"治未病"的方法。宋代医学家们摸索出种痘接种法,是人类最早提出人工免疫法,为世界预防医学做出了巨大贡献。宋代陈直撰写的我国第一部关于防治老年病的专著《养老奉亲书》,张果《医说》曰:"若要安,三里莫要干",窦材在《扁鹊心书》中提出运用针灸疗法以防病摄生,王怀隐等在《太平圣惠方》中记载"便须急灸三里穴与绝骨穴"预防中风。金元时期,国家战乱频繁,流行疾病盛行,有识医家都在积极思考,采取各种措施预防疾病,最有代表性的是"金元四大家"——刘完素、张从正、李杲、朱震亨,他们分别用清热、攻邪、补土、滋阴等方法防治疾病。清代温病学极为盛行,叶桂根据温病卫气营血的规律及热邪易化燥伤阴的特质,主张"祛邪泻热,务尽务早,保津养阴,贵在未匮",这对后世影响深远,一直沿用至今。

(一)"未病先防"

在中医"治未病"思想中,其首要防治原则是"未病先防"。"未病先防"是指在疾病发生之前,就积极采取各种措施,做好预防工作,以防止疾病的发生。疾病的发生主要关系到邪正盛衰,正气不足是疾病发生的内在因素,邪气是发病的重要条件。因此,"未病先防",就必须从增强人体正气和防止病邪侵袭两方面入手。

1. 养生以增强正气 其一,顺应自然。《灵枢·邪客》说:"人与天地相应",表明人体的生理活动与自然界的变化规律是相适应的。掌握自然变化规律,主动采取养生措施以适应其变化,使各种生理活动与自然界的节律相协调,可以增强正气,避免邪气的侵害,从而避免疾病的发生。正如《素问·四气调神大论》所言:"春夏养阳,秋冬养阴,以从其根。"这里即指的是遵循四时变化规律。其二,养性调神。中医学非常重视人的情志与健康的关系,七情太过可直接伤及脏腑,引起气机紊乱而发病。所以,养性调神也是养生的一个重要方面。做好养性调神,不仅要注意避免来自内外环境的不良刺激,更是要提高心理的调摄能力。其三,固肾保精。精能化气,气能生神,神能御气,精是气和神的物质基础,因此,中医学历来都很重视肾精对生命活动的重要性,并产生了"固肾保精"的学术思想。《金匮要略·脏腑经络先后病脉证》言:"房室勿令竭乏",即是说性生活要有节制,不可纵欲无度以耗竭其精。故中医学将房劳过度看作疾病发生的主要原因之一。固肾保精之法除此之外,尚有运动保健、按摩、食疗、针灸、药物调治等。其四,体魄锻炼。古人养生注重"形神合一""形动神静"。《吕氏春秋·达郁》以"流水不腐,户枢不蠹,动也"为例,阐释了"形气亦然,形不动则精不流,精不流则气郁"的道理。中医学将此理引入养生保健中,认为锻炼形体可以促进气血流畅,使人体肌肉筋骨强健,脏腑功能旺盛,从而达到防病延年的目的。常用方法包括练太极拳、易筋经、八段锦等。体魄锻炼有三个要点:一是运动量要适度,要因人而异,做到"形劳而不倦";二是要循序渐进,运动量从小到大;三是要持之以恒。其五,调摄饮食。主要包括注意饮食宜忌和药膳保健两个方面。注意饮食宜忌一是提倡饮食的定时定量,不可过饥过饱;二是注意饮食卫生,不吃不洁、变质的食物,或不新鲜、病死的家畜;三是克服饮食偏嗜。此外,某些易使旧病复发或加重的"发物"亦不宜食。其六,药物、针灸、推拿调养。药物调养是指长期服食一些适合个体体质的药物,以扶助正气,平调阴阳,防病益寿的方法。对于体质偏差较大者,应根据患者阴阳气血的偏颇而选用有针对性的药物;而体弱多病者,则应以补益脾胃、肝肾为主。针灸是指通过针刺或艾灸的刺激作用,使机体气血阴阳得到调整而恢复平衡的方法。推拿是通过各种手法作用于体表的特定部位,通过纠正解剖位置的异常、调整体内生物信息、改变系统功能的三大原理,以调节脏腑功能,达到保健强身效果的一种方法。

2. 防止病邪侵害　一方面是指要避其邪气,邪气是导致疾病发生的重要条件,故未病先防除了增强正气,提高抗病能力之外,还要注意避免病邪的侵害,包括防六淫之邪的侵害、避疫毒、防疫气等;一方面是指药物预防,即预先服食某些药物以防止病邪的侵袭,从而起到预防疾病的作用。古代医家积累了很多成功的经验,如《黄帝内经素问遗篇·刺法论》有"小金丹……服十粒,无疫干也"的记载。近年来,用中草药预防疾病也取得了良好的效果。如用板蓝根、大青叶预防流感、腮腺炎,用茵陈、贯众预防肝炎等,都是用之有效、简便易行的方法。

(二)既病防变

而在疾病已然发生时,中医"治未病"思想则强调"既病防变"。在疾病发生的初始阶段,必须认识疾病的原因和机理,掌握疾病由表入里,由浅入深,由简单到复杂的发展变化规律,力求做到早期诊断、早期治疗,争取治疗的主动权,以防止其发展和传变。疾病初期,病位较浅,病情多轻,正气未衰,较易治,掌握疾病的发生发展变化过程及其传变的规律,及时做出正确的诊断,从而进行有效和彻底的治疗。控制传变是指在掌握疾病传变规律的基础上,采取相应措施,以截断病传,扶助正气,扭转病势,迅速纠正病理状态,恢复正常的生理功能。如徐大椿在《医学源流论》中所说:"善医者,知病势之盛而必传也,豫为之防,无使结聚,无使泛滥,无使并合,此上工治未病之说也。"祛邪截断,即指的是采用果断措施和有特殊功效的方药,直捣病所,迅速祛除病原,杜绝疾病的自然发展和迁延;若不能迅速祛除病因,也要断然救危截变,防止病邪深入,尽可能遏制疾病恶化。扶正截断,又称为"先安未受邪之地",是指根据疾病传变规律,先安未受邪之地,扶助正气,以杜绝疾病的发展和传变。例如治疗肝病结合运用健脾和胃的方法,这是因为肝病易传之于脾胃,健脾和胃的方法即是"治未病"。

(三)瘥后防复

疾病后期,中医"治未病"注重"瘥后防复"。"瘥后防复"是指在疾病痊愈之后,防止复发。主要是重视精神、饮食、劳作方面,医生对患者痊愈后的生活指导。中医在患者病愈后常有许多的医嘱,如我们对脾胃病患者在饮食宜忌上告知宜食富于营养,易于消化吸收的暖热、软食,按时进食或少食多餐;忌食生冷刺激、辛辣之品及黏腻、油炸、粗纤维等伤胃不易消化吸收之物。病后饮食调养要顾及脾胃,以醒胃气为原则,既要注意增加营养,以增补正气,又不可盲目进食,应该视脾胃的具体情况而定。同时要按照五行相生相克理论,不同脏腑的疾病在饮食上应注意禁忌。《灵枢·五味》云:"五禁:肝病禁辛,心病禁咸,脾病禁酸,肾病禁甘,肺病禁苦。"这些都是"瘥后防复"的措施。病情稳定或病愈之后,要注意预防疾病复发和可能造成的后遗症。

二、中医从肾"治未病"理论的起源

中医"治未病"的思想源自《黄帝内经》,其对"治未病"思想从理论到治则治法、从养生保健到既病防变都有详细论述。《灵枢·逆顺》曰:"上工,刺其未生者也。其次,刺其未盛者也。其次,刺其已衰者也……上工治未病,不治已病。"《素问·上古天真论》载:"女子七岁,肾气盛,齿更发长……七七,任脉虚,太冲脉衰少,天癸竭,地道不通,故形坏而无子也。丈夫八岁,肾气实,发长齿更……七八,肝气衰,筋不能动。八八,天癸竭,精少,肾藏衰,形体皆极,则齿发去。"其较为详尽地论述了人体生、长、壮、老、已的生命过程及表现,突出了肾中精气在生命活动中的重要作用,是肾为先天之本的理论渊源。并强调肾气对人体生长发育和生殖功能的主导作用,提示了保养肾中精气对预防疾病、延年益寿的重要意义。同时指出,饮食起居、情志活动及情欲劳作等方面调理失当,也是导致衰老和疾病的重要原因。《黄帝内经》把"精、气、神"视为人体的"三宝",视其为生命不可或缺的物质,故提倡要重视"精、气、神"的保养。其中,强调了保养正气,尤其是肾之精气的重要性。《素问·金匮真言论》曰:"夫精者,身之本也",明确了"精"是作为生命个体的物质基础。《素问·五常政大论》又曰:"阴精所奉其人寿",肯定了精在养生长寿方面的基础作用。《素问·通评虚实论》说:"精气夺则虚",突出强调了精气是人体生命活动的原动力,是防病抗衰的本源。我们知道人体正气是精、气、血、津液等物质和脏腑经络等组织结构的功能与作用的体现,精、气、血、津液是产生正气的物质基础。在某种意义上说,"正气"也就是"真气""肾气""肾精",其盛衰存亡既关系到疾病的发生,也关系到人体衰老的进程以及生命的存亡。只有人体内的精、气、血、津液充沛,脏腑经络等组织器官的功能正常,人体内的正气才能充盛。所以,培护正气必然要从养护精、气、血、津液以及脏腑经络的功能入手。《黄帝内经》之所以第一篇即以"上古天真论"为题来阐述养生,就与重视先天"真气"有密切的关系,只有"真气从之",才能"病安从来"。真气,其实质就是一个以肾气、肾精为主的综合性概念名称。可见,肾气的自然盛衰,既是决定人体生长衰老的过程,也是机体防病的关键因素。因此,调补肾气为"治未病"的主要方法之一。

三、中医从肾"治未病"理论的形成和发展

《黄帝内经》以后历代医家乃至现代医学对"治未病"思想都极为重视。汉代医圣张仲景秉《黄帝内经》和《难经》之旨,在临床实践中贯彻"治未病"思想,在《金匮要略·脏腑经络先后病脉证》中云"见肝之病,治肝传脾,当先实脾"。唐代医家孙思邈提出了"上医医未病之病,中医医欲病之病,下医医已病之病",将疾病分为"未病""欲病""已病"三个层次。"治未病"思想一直是广大临床工作者的追求目标,当今社会慢性肾脏病已成为一种流行病,严重威胁人类的生活质量,甚至生命。保护肾脏在"治未病"中的作用不可忽视。

东汉医家张仲景从病因学角度提出了"养慎"的学术观点,强调"房室勿令竭乏……病则无由入其腠理"。而在疾病治疗上,张仲景尤其重视保护肾之阴阳,体现了其从肾"治未病"的既病防变思想。如在阳明病篇及少阴病篇均

有"三急下"证,急下阳明之燥热以救少阴之真阴,正如后世温病学家所说"热邪不燥胃津,必耗肾液",所以仲景见阳明燥热之证,恐其热耗肝肾之阴,而立急下之法,体现了其从肾"治未病"的防变思想。在少阴病篇,仲景提出急温肾阳的方法,如《伤寒论》第323条"少阴病,脉沉者,急温之,宜四逆汤",体现了少阴肾阳对全身脏腑阳气的重要作用,凡是治疗少阴病的寒证要急温之,方用四逆汤,是防止亡阳之变。这就是仲景治中有防的思想,即要采取积极的态度,见微知著,防患于未然。

东晋医家葛洪著有《抱朴子》,提出"养生以不伤为本",倡导节嗜欲、保性命的养生法则,并强调肾中精气对养生防衰的重要作用。如《抱朴子内篇·至理》有"身劳则神散,气竭则命终……气疲欲胜,则精灵离身矣",主张养生防病要"保精固气"。而先天之精藏于肾,后天五脏之精代谢之后也归藏于肾,所以肾中所藏之精是人体生命活动的物质基础,人有此精则可化气生神,因此,只有肾精充盈方能维护生命之本。另外,葛洪在《抱朴子内篇·仙药》一卷中论及灵芝、地黄、黄精等均有补肾益精、强身健体的作用,也是对药物养肾摄生的具体阐释。

唐代医家孙思邈重视肾中精气,倡导节欲保精,如在《备急千金要方·养性》中记载:"精竭则身惫。故欲不节则精耗,精耗则气衰,气衰则病至,病至则身危",阐释了"精耗则气衰"的发病机制,强调了肾精对养生防病的重要作用。对眼病的发生,提出了"房事无节"的病因,如《备急千金要方》曰:"房室无节,极目远视,数看日月,夜视星火……",体现了精血同源,精亏血少,目睛不荣的发病机制,为临床防治眼疾提出了"从肾论治"的理念。孙思邈在书中还列举了诸多临床实践案例,如《备急千金要方》中言:"病新瘥未满百日,气力未平复,而犯房室略无不死"及"近者有一士大夫,小得伤寒,瘥已十余日,能乘马行来,自谓平复,以房室,即小腹急痛,手足拘挛而死",说明保养肾精对于疾病愈后的重要影响。

宋金元时期,中医学进入了一个不断发展完善和充实的时期,表现为各家学术争鸣。因而,这一时期中医的"治未病"理论也得到了一定的发展,尤其从肾"治未病"理论得到了更多医家的补充和发挥。金元时期著名的金元四大家,不仅在医学理论方面独树一帜,更是临床"治未病"的专家,他们把医学理论向养生防病方面渗透,使中医"治未病"理论有所创新和发展,其中不乏以养肾固精为主的"治未病"理念,极大地推动了从肾"治未病"理论的发展。

朱震亨主张"滋补肾阴,节欲固精"。朱氏继承儒、道思想,宗《黄帝内经》

与张仲景的养生观与"治未病"理论,重视对养生防病思想的阐发,强调"摄生于无疾之先",如在《格致余论》中云:"与其求疗于有病之后,不若摄养于无疾之先,盖疾成而后药者,徒劳而已。是故已病而不治,所以为医家之怯;未病而先治,所以明摄生之理。"朱震亨对养生理论的发挥是本自其"阳有余阴不足"和"相火论"的立论,主张顺四时以调养神气,饮食清淡以免升火助湿,以养阴精为宗旨,务使阴平阳秘,方能颐养天年。朱震亨认为阴气"难成易亏",强调阴精对人体的重要作用,所以在治疗上主张以滋阴为主,养生方面尤注重节欲固精。朱氏在《饮食色欲箴序》《房中补益论》等篇,围绕戒色欲、保肾精这一原则,对青壮年提出的养生要旨是"去欲主静",要怡养寡欲以聚存阴精,而不使相火妄动,这一养生理念是从肾"治未病"理论在房事养生方面的重要发展。对于妇女胎孕期间的摄生,朱震亨提出"儿之在胎,与母同体,得热则俱热,得寒则俱寒,病则俱病,安则俱安",所以,要保证胎儿出生之后的健康状态,母体的饮食起居尤当缜密,这反映了先天肾气对人体的重要影响,也可视为中医从肾"治未病"理论的重要内容。

李杲主张"固护脾胃,以实元气"。李氏注重调理脾胃,认为"治未病"首先要重视脾胃的调养,以扶助正气,抵御邪气。李杲认为,人之早夭的根本原因在于元气耗损,提出"养生当实元气""欲实元气,当调脾胃"的观点。而且其多次阐述元气与脾胃的关系,如在《脾胃论·脾胃虚则九窍不通论》曰:"真气又名元气,乃先身生之精气也,非胃气不能滋之。"在《脾胃论·脾胃虚实传变论》曰:"脾胃之气既伤,而元气亦不能充,而诸病之所由生也。"强调调养后天脾胃之气以补先天肾中精气的重要性,也是后世延年益寿、防病治病的重要原则之一。李杲固护脾胃而益寿延年的"治未病"养生观,丰富了中医从肾"治未病"理论的内涵,也是从肾"治未病"的具体实施方法的体现。

刘完素主张"主动摄养,重在养气"。刘氏在学术上以倡导"火热论"著称。在养生方面,刘完素认为"主性命者在乎人",强调人的寿命长短掌握在自己手中,只要发挥摄养的主观能动性,就能达到延年益寿的目的。他提出要顺应四时之气调养人身之气,方法上推崇养气、调气。其在《素问病机气宜保命集》中论述了精、气、神、形的调养,尤其强调气的保养。对于养气的方法,他认为当从调气、守气、交气三方面着手,从而达到舒畅阴阳、灌溉五脏、调畅气血的作用。刘完素提出"气者,生之元也""其治之之道,节饮食,适寒暑,宜防微杜渐,用养性之药以全其真",此"真"为真气,即肾中精气,生命物质的基础在于精,生命活动的维持赖于气,精充气足是健康长寿的保障,体现了其在养生防病方面注重从肾精、肾气着眼的"治未病"养生观。

明清时期中医"治未病"理论体系趋于完善,出现了很多著名的医家,他们在充实"治未病"理论的同时,在临床实践中诊治"未病"亦颇见功夫。随着命门学说的发展,中医从肾"治未病"理论也逐渐地发展成熟,如明代虞抟在《医学正传·医学或问》中提出"肾气盛则寿延,肾气衰则寿夭"的观点,充分肯定了未病养生以养肾气为主的"治未病"养生观。

明代赵献可认为其重在"保养命门真火"。他认为命门为"立命之门",内藏元精、元气、元神,是人体生命活动的主要能量来源,也是未病养生的关键所在。如其在《医贯·内经十二官论》中曰:"夫既曰立命之门,火乃人身之至宝,何世之养身者,不知保养节欲,而日夜戕贼此火?"指出了命门真火是人身之宝,人的一切生理功能都需要靠命门真火的推动,命门火旺则生命力旺盛,命门火衰则生命终止。因此,养生防病应以保养命门真火为要务。

清代叶桂主张"先安未受邪之地"。叶桂的"治未病"思想主要体现在其"先安未受邪之地"的立论,此语虽为肾水素亏而兼胃热内迫营血发斑之证而论,同时也反映了叶桂"未病先防、已病防传、瘥后防复"的"治未病"思想。叶氏认为,温热之证极易伤津耗液,如果患者素有肾阴亏虚,虽邪在中焦而未传至下焦,也要在甘寒之中加入咸寒之品扶助下焦肝肾之阴,故保肝肾之阴属未雨绸缪、防微杜渐之举,是控制热病进一步发展传变的积极措施,这是从肾入手"治未病"在临床实践中的经典案例。叶桂继承了《黄帝内经》肾气主宰人体生、长、壮、老、已全过程的思想,在《临证指南医案》中多处论述了下元、下焦虚亏与衰老的关系,如"男子向老,下元先亏""花甲以外年岁……到底下元衰矣""高年下焦根蒂已虚"等。说明了人体由"壮"到"已"的衰老过程,是由肾中精气的充足与否所决定的,也反映了其抗老防衰须从肾入手的养生理念。根据"冬不藏精,春必病温"的理论,叶氏认为对精血亏虚者,可在冬季进行"先安未病"之法治疗,主以滋补精血,防止春发温病,在其存世的医案中亦有体现。

中国近代史起始于1840年第一次鸦片战争,伴随着西方医学的传入,中西医学发生了激烈的碰撞,"治未病"思想也有了新的发展,积极探索中医发展之路成为摆在中医药工作者面前的首要任务。中华人民共和国成立之后,党和政府大力提倡继承和发扬中医药学遗产,对"治未病"的研究也进入了一个崭新阶段。21世纪的医学是以人的健康为研究对象与实践目标的健康医学,随着生活水平的提高,人们更注重未病先防和防老抗衰。中医学认为,肾为先天之本,主藏精气,主生长发育和生殖。肾主精气的功能正常,则可维持人体内外环境的稳定,从而不易受外邪侵扰,以达到防病延年的目的,因此,肾在人体防病抗衰中具有重要的作用。现代中医学者在继承历代医家从肾"治未病"的理论成果基础上,结合中医临床实践和现代医学的发展成果,使中医从肾"治未病"的理论得以有前所未有的发展创新。

四、中医从肾"治未病"理论的成熟与创新

明清时期中医治未病的理论体系趋于完善,出现了很多著名的医家,他们在充实治未病理论的同时,在临床实践中诊治"未病"亦颇有成就。随着命门学说的发展,中医从肾治未病理论也逐渐地发展成熟。

随着生活水平的提高,人们更注重未病先防和防老抗衰。中医学认为,肾为先天之本,主藏精气,主生长发育和生殖。肾主持精气的功能正常,则可维持人体内外环境的稳定,从而不易受外邪侵扰,以达到防病延年的目的,因此,肾在人体防病抗衰中具有重要的作用。现代中医学者在继承历代医家从肾治未病的理论成果基础上,结合中医临床实践和现代医学的发展成果,使中医从肾治未病的理论得以有前所未有的发展与创新。

艾滋病的预防和治疗是医学中的难题,中医从肾治未病的思想则为防治艾滋病提供了有效的指导。艾滋病全称为"获得性免疫缺陷综合征",是由艾滋病病毒感染后引起,这种病毒使人体免疫细胞功能受损,最终使人体丧失抵抗病邪的能力。中医学把免疫功能概括在元气之中,肾为元气之根,为真阴真阳所在,阳生阴长,则生化无穷,故肾是免疫功能的发源地,是生理活动的原动力。肾精充足,气血旺盛,身体健康,就会产生免疫功能,即屏障作用。艾滋病病程缠绵,易损及多脏腑系统,最终耗损肾精、伤及肾元,日久可以导致肾中精气亏耗。因此,培补肾元可以扶助机体正气,提高抗邪能力是预防艾滋病进展的一个重要环节。通过培补元气,如果能够重建免疫系统,那么艾滋病患者也许就不需要长期甚至终生用药了,就能够达到人与病毒的和谐相处。

妇科疾病目前是众多女性都关注的话题。中医认为肾藏精,主生殖,肾为先天之本、天癸之源,认为其与现代医学的神经内分泌、生殖等密切相关。《傅青主女科》云"经水出诸肾""肾气本虚,何能盈满而化经水外泄""经水早断,似乎肾水衰涸"。说明了月经的产生主要过程为肾气—天癸—冲任—胞宫轴,其中肾气起着决定作用。肾精是月经产生、卵泡生长、发育的物质基础,肾气衰,则肾气—天癸—冲任—胞宫轴的生殖功能低下,肾气不足,肾阳虚衰,冲任血海亏虚,以至天癸不能充盈而过早耗竭,冲任二脉失调,致女性月经后期、过少,或闭经、早衰、不孕等。李积敏《肾虚血瘀论》记载"久病则瘀,瘀者血瘀

也""脏腑、阴阳、经络、气血之虚衰,皆可致瘀"。肾虚日久,久病入络,瘀血阻滞胞宫胞络,使新血不生,月事不行;肾阳、肾气虚温煦推动无力,无力推动血行而致血瘀产生;肾阴亏损、内热煎灼、血稠难流,肾精不足,血少气虚、血运迟缓,瘀血内停,瘀阻冲任、胞宫,新血不生,月经难至。久则发生卵巢功能减退。实验研究表明40岁以上的女性的闭经等月经失调症状,临床辨证以肾虚血瘀证多见,此期患者呈现肾阴益亏,气血失和,冲任胞宫失养,治疗予以补肾养血活血之法,选用经验方补肾活血汤加减,通过治疗延缓卵巢功能减退的进程并预防卵巢早衰的发生。

《素问·脉要精微论》载:"腰者,肾之府,转摇不能,肾将惫矣",首先提出了肾与腰部疾病的密切关系。《诸病源候论·腰背病诸候》认为腰痛是由于"肾经虚,风冷称之""劳损于肾,动伤经络,又为风冷所侵,血气击搏,故腰痛也。"《证治汇补·腰痛》指出:"治惟补肾为先,而后随邪之所见者以施治,标急则治标,本急则治本,初痛宜疏邪滞,理经隧,久痛宜补真元,养血气。"中医学认为:腰为肾之府,由肾之精气所溉,肾与膀胱相表里,足太阳经过之,所以腰痛病变与肾脏相关。《医学心悟·腰痛》认为:"大抵腰痛,悉属肾虚,既夹邪气,必须祛邪。如无外邪,则惟补肾而已。"所以认为老年人肾精气亏虚,腰府失养,易发腰痛,遂补肾益气法可以预防腰痛疾病,对于已发腰痛者就达到了"既病防变"的目的。中医学认为肾主骨,生髓。《素问·阴阳应象大论》指出"肾生骨髓",髓藏于骨腔之中,以充养骨骼,所谓"肾充则髓实"。强调了肾精在生命活动中的作用。李跃华等研究发现劲骨坚颗粒治疗老年骨质疏松症,可以减轻患者疼痛症状,提高骨密度水平。因此,从肾论治骨质疏松症也得到了广大医家的认可,即补肾法防治骨质疏松症也是从肾"治未病"思想的一个创新。从肾防治常见老年病有着坚实的理论基础和实践依据,对提高老年人的生活质量、降低医疗费用、发挥中医药特色优势有着重大的意义。

可见,无论是中医经典的论述还是历代医家的学术主张,无论是专科疾病的诊治预防还是现代实验技术的证实,都说明中医之肾在疾病预防、治疗、康复过程中的重要性,也说明了以肾为主,从肾进行治未病实践的可行性和重要性。

杨霓芝从事中医肾病临床几十载,在多年的临床实践中,逐渐认识到肾在慢性疾病,特别是慢性肾脏病预防、治疗、康复过程中的重要性和积极意义。提倡从肾进行慢性肾脏病的治未病实践,在以肾为主的治未病实践中,同时非常重视情绪活动的重要性。人体的情绪活动是人体对于外界刺激的反应,有"正常七情"与"致病之七情内伤"的不同。七情是指喜、怒、忧、思、悲、恐、惊七种正常的情志活动,是人的精神意识对外界事物的反应,正常的七情活动不会导致人体疾病的发生,只有突然强烈或长期持久的情志刺激,超过人体本身的正常生理活动范围,使人体气机紊乱,脏腑阴阳气血失调,才会导致疾病的发生。七情与人体脏腑功能活动有密切的关系。中医认为,七情分属于五脏,称之为五志,因此中医之五脏也被称为五神脏。由于七情是造成内伤病的主要致病因素之一,故又称"内伤七情"。七情活动可以直接损害脏腑,导致脏腑功能的失调。由于心主血而藏神;肝藏血而主疏泄;脾主运化而居中焦,为气机升降的枢纽、气血生化之源;故情志所伤为害,以心、肝、脾三脏和气血失调为多见。例如,过度惊喜损伤心脏,可导致心神不安而心悸、失眠、烦躁、惊慌不安、神志恍惚,甚至精神失常,出现哭笑无常、言语不休、狂躁妄动等症。郁怒不解则伤肝,影响肝的疏泄功能,出现胁肋胀痛、性情急躁、善太息,或咽中似有物梗阻,或因气滞血瘀而致妇女月经不调、痛经、闭经、子宫积瘤、卵巢囊肿等。七情还可以引起脏腑气机紊乱,郁而化火,出现烦躁、易怒、失眠、面赤、口苦,以及吐血、衄血等属于火的表现,称之为"五志化火"。情志失调又可导致"六郁"为病,主要是气郁而湿滞,湿滞而成热,热郁而生痰,痰滞而血不行,血滞而食不化。

喜、怒、忧、思、悲、恐、惊七气是脏腑之气功能的体现,即是脏腑气机升降的体现,运行不息,升降有常。气出入有序,升降有常,周流一身,循环无端,而无病。若七情变化,五志过极而发,使脏腑气机紊乱,血行失常,阴阳失调,或为气不周流而郁滞,或为升降失常而逆乱。七情不舒,气机郁结,气滞而血瘀,气郁而聚湿生痰,化火伤阴;或在形躯,或在脏腑,变病多端,其主要表现为怒则气上,喜则气缓,悲则气消,思则气结,恐则气下,惊则气乱几个方面。

总之,七情与内脏有着密切的关系,情志活动必须以五脏精气作为物质基础,而人的各种精神刺激只有通过有关脏腑的机能,才能反映情志的变化。也即是"人有五脏化五气,以生喜怒悲忧恐"的论述。正因为七情对于人体的重要性,在治病防病方面,也有着积极的作用,正常、积极、合理的七情活动有助于人体七情的恢复,有助于人体抗邪,有助于疾病的预防,超过人体脏腑范围的情志活动不但可以直接致病,也可以导致疾病缠绵难愈,导致疾病发生发展和治疗的复杂性。

慢性肾脏病具有病程长,患者对疾病的认识不够全面,需要长期追随医生治疗,后期并发症多,容易给患者造成很大的心理、经济等压力。因此,杨霓芝指出,立足七情致病治病,把情志调节应用到慢性肾脏病的治未病过程中的应用显得尤为重要。一方面,杨霓芝在接诊此类患者的过程中,经常帮助患者认识疾病,疏导、缓解患者对于疾病的压力;另一方面,杨霓芝注重与患者建立良好的医患关系,取得患者的信任,这样可以更好地进行医患之间的配合,共同努力,积极地面对和治疗疾病。

综上所述,中医治未病理论是中华民族灿烂文化的重要组成部分,在世界传统医学领域处于领先水平。但是由于历史条件的限制,它并非完美无缺,如何运用现代科学技术,使其理论更加完整、方法更加科学,是我们面临的重大课题。所以,我们不仅要把古代医家的治未病思想很好的传承下来,而且还要在临床实践中,运用现代科学知识和方法,继续充实、丰富和发展治未病理论,把它提高到一个新的水平,使治未病理论更好地为人类的健康保驾护航。

(冷　伟　马莉莎　胡天祥)

参考文献 ●

[1] 康波,周宜.《内经》中"肾气盛衰"与"治未病"理论的关系分析[J].湖南中医杂志,2015,31(02):113-115.

[2] 任艳玲.从肾治未病理论及方药[M].北京:中国中医药出版社,2015.

[3] 黄根柱.葛洪论养生:治未病之疾[J].家庭医学,2003(7):40.

[4] 安艳秋.赵献可命门学说探讨[J].四川中医,2009,27(01):39-40.

[5] 梁润英.金元四大家养生思想研究概况[J].中国中医药现代远程教育,2017,15(04):145-147.

[6] 沈芝萍.试谈刘完素之养生经验[J].体育文史,1998(06):73.

[7] 李跃华.劲骨坚颗粒治疗老年骨质疏松症的临床研究.北京中医药,2008,27(10):758-760.

[8] 冯秀芝.基于从肾治未病理论探析常见老年病的防治[J].中华中医药杂志,2015,30(07):2445-2447.

第二节　中医从肾"治未病"理论的现代研究

一、肾与亚健康状态的相关性

亚健康状态是指健康与疾病之间的临界状态,处于亚健康状态者,不能达到健康的标准,表现为一定时间内的活力降低,功能和适应能力减退的症状,但不符合现代医学有关疾病的临床或亚临床诊断标准,具有既可往疾病方向发展,又可向健康逆转的双向性和可逆性的特点。亚健康状态主要是由于现代生活节奏加快、竞争激烈、环境恶化等因素造成的长期心理压力,导致慢性疲劳和心情压抑、免疫功能降低,从而出现的一系列偏离健康的症状。

目前,亚健康状态人数呈逐年增加的趋势,对于亚健康状态的研究已成为预防医学、临床医学、社会医学等领域广泛关注的问题。传统中医不仅对亚健康状态的认识具有丰富的理论渊源,而且中医学理论以整体观和辨证论治为核心,主张天人相应,整体审察,辨证施治,十分切合亚健康的心理、社会、生物学特征。所以中医学在对亚健康状态的临床分类与治疗等方面较现代医学具有明显的优势。中医学认为,肾精是肾中元阴元阳的物质基础,如《素问·金匮真言论》:"夫精者,生之本也。"精又分为"先天之精"与"后天之精"。"先天之精"禀受于父母,"后天之精"则来源于脾胃,两者均藏于肾中,不断供给脏腑组织器官营养,促进生长发育,维持生命活动。先天精血对于后代的身体素质具有重要的影响作用,历代医家多从肾的角度立论,来阐述寿夭的个体差异现象。后天因素导致肾精虚损主要有以下几方面:劳逸过度、性生活失调、脾胃虚损、内伤七情等。"先天之精"与"后天之精"无论哪一方面不足,都会导致肾精虚损,影响机体的健康而导致亚健康状态的发生。肾为五脏之根,肾中蕴含的肾阴肾阳是人体各脏腑阴阳的根本,五脏六腑之阴都由肾阴供给,五脏六腑之阳都由肾阳以温养,是健康的根本保障。肾功能的衰退,就会导致整个机体出现阴阳气血偏衰的临床症状,也就是《黄帝内经》中论述的"未病"状态,即亚健康状态。可见,肾在机体亚健康状态的形成过程中起着主导作用。

据相关亚健康状态中医证候的流行病学调查研究显示,肾虚证为亚健康状态常见的中医证候之一,其主要症状依次为:腰部酸痛、腿膝酸软、疲倦乏力、失眠、脱发、手足心热、头晕、咽干、性欲减退、大便干、盗汗、畏寒、手足冷、夜尿多、耳鸣等;舌象以舌质红为多见,其次为舌质淡红、舌质淡、舌质暗红;脉象以脉细为多见,其次为脉弦细、脉细弱。在亚健康状态肾虚证中,肾阴虚证较多见,而肾阳虚证较少见。另外一项针对中老年人群亚健康状态者进行中医证候信息的流行病学调查研究结果显示,中老年人亚健康状态的主要证型为肾虚型,其中依次为肾阴阳两虚证、肾阴虚证、肾阳虚证、肾精亏虚证、肾气(虚)不固证。其中肾阳虚证的证候特征为:畏寒怕冷、大便稀溏、夜尿多、小便清长等;肾阴虚证的证候特征为:潮热颧红、五心烦热、便秘、盗汗、腰膝酸软、小便黄等;肾精亏虚证的证候特征为:须发早白、脱发、性欲减退。

今人广泛运用补肾之法以保持肾精充足来防治亚健康有充分的理论依据。严用和提倡"补脾不如补肾"之说,如《济生方》云:"肾气若壮,丹田火经上蒸脾土;脾土温和,中焦自治开能食矣。"亚健康从肾论治主要有以下几方面:其一,优生优育。清代医家唐桐园云:"求嗣之要,在乎男精女血充实而无病。"父母双方在精血充盈的情况下孕育出来的子女大多是健康的,能大大减少亚健康状态的发生。其二,调节情志。《素问·上古天真论》:"恬惔虚无,真气从之,精神内守,病安从来。""肝藏血,肾藏精。"情志活动正常,则气机通畅,气血和调,从而使肾精充盛,减少亚健康状态的发生。其三,节欲保精。《黄帝内经》认为肾精贯穿了人体生、长、壮、老、已的整个过程。因此在防治亚健康中,要特别注意调节情欲,保养肾精。否则,房事过度,耗散肾精,伐伤肾气,就从根本上削弱了人体的正气,从而出现亚健康状态。其四,适度锻炼以强肾。《三国志·华佗传》云:"人体欲得劳动,但不当使极耳。动摇则谷气得消,血脉流通,病不得生。譬如户枢,终不朽也。"明确指出了适量的运动是预防疾病的重要手段。长期适度的运动是预防亚健康的有效方法之一。比如散步、慢跑、打太极拳、多进行一些腰部活动、还可多做一些刺激脚心涌泉穴的按摩等。其五,常服补肾药物。《素问·阴阳应象大论》中云:"年四十,而阴气自半也,起居衰矣",明确指出了人从四十岁以后肾脏开始虚衰,肾精开始衰减。肾精亏虚可以使全身各脏器功能减退而出现亚健康的临床表现。因此,处于这一阶段的人群应及时长期服用补益肾精方药,防止或延缓亚健康状态的发生。其六,固护脾胃,以充肾精。脾胃为后天之本,精气血津液之源。脾胃健运,则能充养肾精,肾精充足则能濡养、激发全身脏腑各个组织器官,防止亚健康状态的发生。通过滋益肾精、补脾益气,使肾精充盈、肾气旺盛。宜食味甘或味咸,性质平和,具有滋益肾精、补脾益气的食物或药食两用物品,食物如糯米、黑米、黑豆、栗子、瘦猪肉、乌鸡、羊肉、黑鱼、牡蛎等,药食两用物品如山药、桑椹、核桃、黑芝麻、枸杞子、益智仁、覆盆子等。此外,亦可根据"以脏补脏"理论,选择食用猪腔骨、羊脊骨、牛骨髓、猪蹄、牛蹄、猪肾、羊肾等食物。

综上所述,亚健康已成为当代不容忽视的社会问题,中医学认为亚健康状态的产生原因、病机、临床表现、预防及治疗等多个方面均与肾有密切的相关性,正确处理亚健康状态,对恢复、保持人体的健康非常重要。

二、肾与衰弱的相关性

随着全球人口老龄化进程的加快,老年人衰弱成为医疗卫生领域越来越严峻的课题,目前国内外有关衰弱与心脑血管疾病、代谢性疾病、骨骼肌肉疾病、慢性肾病等的关系逐渐成为研究的热点。衰弱(frailty)是老年群体中普遍存在的一种临床综合征,是指老年人由于多系统生理功能衰退,引发的其生理储备能力下降,进而导致机体易损性增加、应急能力减退的一系列临床症状。

老年人衰弱往往是一系列慢性疾病、一次急性事件或严重疾病的后果。高龄、多病共存、营养不良、肌少症、多重用药等均与衰弱相关。衰弱的病理过程主要包括慢性炎症、代谢的改变、免疫系统功能紊乱等。研究表明,炎症的相关标志物 IL-6、CRP、TNF 和白细胞在衰弱个体中明显增加,氧化应激的生物标志物与衰弱和步态速度相关,升高的异前列烷和脂蛋白磷脂酶 A2(Lp-PLA2)质量的水平与衰弱发病率增加和较慢的步态速度相关。年龄相关的胰岛素抵抗通过抑制一氧化氮级联反应导致肌肉减少,加速衰弱过程。

衰弱多归于中医"虚劳""虚损""痿证""羸瘦"等范畴。《黄帝内经》首次提出"虚""劳""损",并指出肾气衰和天癸尽是其主要病因;《素问·痿论》提出了脾气亏虚是痿证的病机,"阳明者,五脏六腑之海,主润宗筋……故足痿不用也"。"虚劳"病名的提出首见于《金匮要略·血痹虚劳病脉证并治》;《诸病源候论》云:"虚劳之人,精髓萎竭,血气虚弱,不能充盛肌肤,此故羸瘦也",可见肾精虚衰是虚弱的主要原因。今人多认为,衰弱与先天禀赋不足、饮食失度、情志失调、劳倦过度及年老体虚等因素相关。其一,先天禀赋不足导致机体精血不足。肾为先天之本,肾主藏精,五脏六腑均有赖于肾精的滋养。肾主骨生髓,肾精不足,气血生化乏源,肢体失养,则可见骨软、行动迟缓、疲劳等衰弱之症。肾中精气不足是五脏虚衰导致虚劳的根本。其二,饮食失宜使后天脾胃功能受损,导致虚弱的发生。精、气、神的化生有赖后天饮食的滋养,研究显示饮食失宜是老年衰弱发病的重要原因。饮食失宜包括饮食不节和饮食偏嗜。饮食过度,暴饮暴食可损伤脾胃,气血生化不足从而诱发衰弱的一系列症状。饮食量不及,进食量减少也可导致化源不足而致虚弱。脾乃后天之本,气血生化之源,主运化、升清,脾胃功能受损,运化无力,致使气血生化乏源,精微物质无法上荣头面,表现为四肢倦怠、肌肉瘦削、神疲乏力、动作迟缓等衰弱症状。此外,老年人阳气本虚,若偏嗜生冷和肥甘厚味之品,则会进一步损伤脾阳,出现精神不振、身体困重、嗜睡等症状。偏嗜五味也能损伤五脏而致病,《素问·五脏生成》载:"是故多食咸,则脉凝泣而变色;多食苦,则皮槁而毛拔……多食甘,则骨痛而发落,此五味之所伤也。"其三,情志失常,气机失调情志不畅或过极均会影响机体气机运行,造成气血亏损或过耗而致虚劳。老年人的情志特点以思、郁为主,影响脾、肝两脏,影响气机的正常运行,若忧思过度,可致气滞、气结,进而影响脾的运化和升清功能,表现为体重下降、疲劳、肌力下降等衰弱之症。老年人常表现情志疏泄不及而多郁,《类证治裁》云:"七情内起之郁,始而伤气,继必及血,终乃成劳。"肝郁可影响脾的气血化生,导致机体气血不足失于濡养而出现衰弱症状。其四,年老体衰,尤以肾虚是衰弱的关键因素。人至老年肾中精气渐衰，精不足则化气无源，无力温煦机体，精不化血可致阴亏血少，五脏六腑、四肢百骸失于濡养，气血阴阳亏损。肾为五脏六腑之根，五脏所伤必及肾。其五，老年人腠理疏松，易外感风、寒、暑、湿等邪气，风寒之邪易损伤机体阳气，加之老年人阳气不足，筋脉失于温煦，气血运行不畅而致衰弱之证。

衰弱是多系统功能失调及紊乱的结果，其干预措施主要包括营养干预、运动锻炼、多学科综合干预及药物治疗。中医通过补益肾精、调理脾胃改善患者免疫功能，从而改善衰弱状态。穴位敷贴、食疗、中医足浴等综合干预方法，或传统运动疗法中的太极拳、易筋经均可延缓衰弱的发生发展。李言泃等对老年人进行衰弱评估，显示肾功能下降的老年人衰弱的表现形式可能为力量减少和步速降低，提出适当提高非慢性肾脏病老年人的血肌酐水平对衰弱老年人有益的观点。

综上所述，衰弱主要是由先天禀赋不足、饮食失度等因素损及脏腑，使脏腑阴阳亏虚、气血津液亏虚；脏腑亏虚以脾肾亏虚为主，以肾精亏虚为发病基础。应用健脾益肾之法有助于调护衰弱。

三、肾与衰老的相关性

衰老，在《辞海》中的定义为：生物体在正常环境下发生的机能减退，逐渐趋向死亡的现象。随着时间的推移，任何个体细胞组织和脏器在功能和形态方面都不可避免地出现进行性衰退。衰老是诸多生理、病理因素长期综合作用的结果，既是一种病理变化，又是不可避免的生理过程。衰老的影响因素有很多，脏腑功能减退、饮食无节制、起居无规律、情志失常、生活环境恶劣等皆是导致和加速衰老的重要影响因素。中医学从古至今对衰老的研究颇为丰富，随着不断地发展与完善，形成了多种学说，如五脏虚损学说、精气神虚损学说、痰浊瘀滞学说、体质学说等。由于人体是以五脏为中心，因此在衰老的发生发展过程中，五脏功能的减退是衰老的主要机制。其中，肾虚是衰老之本，是五脏虚损说的核心。肾中精气亏虚是衰老发生的内在的根本机制之一，肾阴、肾阳的盛衰直接、间接地影响着人的寿命和生命质量。肾为先天之本，肾主藏精，肾精通过肾阳蒸化肾阴产生肾气，而肾气直接关系到人体的生长、发育、生殖、衰老及死亡。肾精不足，则会表现出腰膝酸软，耳鸣耳聋，发脱齿松，健忘等衰老征象；肾精不足还会导致肾气亏虚，表现为腰膝酸痛，小便清长，夜尿频多，男子遗精，女子带下量多等证候，最后发展成肾的阴、阳、精、气皆亏损，导致衰老。

在中医衰老学说中,肾虚衰老一直居于主导地位。肾虚致衰学说起源于《黄帝内经》,人体生长壮老已的自然规律以及寿命的长短,很大程度上取决于肾中精气的盛衰,随着肾中精气由充盛逐渐转向衰退,人体就会出现发白齿摇、腰膝酸软、髓减脑消、耳鸣耳聋等衰老征象。人体生长、发育、衰老和肾气的关系十分密切,衰老与否、衰老的速度、寿命的长短很大程度上取决于肾气的强弱。正如《素问·上古天真论》中所说:"此其天寿过度,气脉常通,而肾气有余也。"后世医家对肾虚与衰老关系多有精辟见解,如东汉王充在《论衡》中曰"夫禀气渥则其体强,体强则命长,气薄则其体弱,体弱则命短,命短则多病寿短",可见元气之盛衰决定了人体寿命的长短,肾为元气之根,藏元阴而寓元阳,肾气不足则导致早衰而亡。元代医家朱丹溪提出"阳常有余阴常不足",认为肾阴不足可致衰老。而张景岳在《景岳全书》中提出"夫人生于阳而根于阴,根本衰则人必病,根本败则人必危",这是从阴阳互根的角度阐述了衰老的机制,张景岳认为"以人之禀赋言,则先天强厚者多寿,先天薄弱者多夭"。明代虞天明在《医学正传》中提出"夫人有生之初,先生二肾,号曰命门,元气之所司,性命之所系焉,是故肾元盛则寿延,肾元衰则寿夭",也说明了肾中精气的盛衰是人体寿夭的关键。明代李梴《医学入门》曰"人至中年,肾气自衰",表明衰老是由肾气虚衰导致的。清代徐大椿在《医学源流论》中云"当其受生之时,已有定分焉。所谓定分者,元气也",可见,元气决定了人的寿命。

现代医学研究证实,与衰老有关的自体免疫学说、遗传钟学说、大脑衰退学说、内分泌学说、代谢废物积累学说、自由基学说、营养学说等均与中医的肾虚学说相关。据研究表明,肾与下丘脑—垂体—肾上腺皮质轴的关系密切,肾虚的老年人大多会出现上述轴线功能紊乱及形态学改变,此外肾虚患者还可出现免疫功能下降,机体自由基水平明显升高。有研究显示,肾虚患者出现胸腺、脾等免疫器官明显萎缩,免疫功能受损。张进等提出"肾藏精的现代实质在于局部微环境依赖的干细胞自我调控系统,及以性激素系统为中心的全身神经内分泌系统调控",从而说明肾藏精与衰老的关系是与性激素的释放有关。随着年龄的增加,肾虚发生率不断上升,40岁以上的人群肾虚发生率可达70%以上,男性以肾阳虚、肾气虚居多,女性以肾阴虚为主,无论男女,肾精虚衰均居首位。有临床调查研究表明,肾虚越重衰老程度也越重。

综上所述,肾虚贯穿衰老始终。肾虚衰老说是中医衰老理论的核心,肾虚是衰老的基础,通过补肾延缓衰老的思路具有可行性,调和肾阴肾阳,或可延缓机体的衰老。

第一章 中医『治未病』从肾论治概述

四、肾与"治未病"和养生的相关性

"治未病"是一个疾病预防的概念,早在《黄帝内经》就提出了"治未病"的思想,中医学历来注重预防,对于健康人来说,主要在于增强体质,预防疾病的发生;对于病者而言,则可防止疾病的发展与传变。

养生,古称"摄生""道生""保生",即调摄保养自身生命的意思。《素问·上古天真论》所说的"上古之人,其知道者,法于阴阳,和于术数,食饮有节,起居有常,不妄作劳,故能形与神俱,而尽终其天年,度百岁乃去",即是对养生基本原则的精辟论述。养生的意义在于通过各种调摄保养,增强自身的体质,提高正气,从而增强对外界环境的适应能力和抗御病邪的能力,减少或避免疾病的发生;或通过调摄保养,使自身体内阴阳平衡,身心处于一个最佳状态,从而延缓衰老的过程。因此,养生对于强身、防病、益寿均有着十分重要的意义。养生是中医预防医学的重要组成部分,养生与预防,两者在理论上常相互交融,在使用上常互为补充,相互为用。

"治未病"的内容包括未病先防和既病防变两个方面。未病先防是在疾病发生之前,采取各种预防措施而防止疾病的发生。而正气不足是疾病发生的内在因素,邪气是发病的重要条件。因此,未病先防,就必须从增强人体正气和防止病邪侵害两方面入手。而固护和增强人体正气最为根本,其一,要顺应自然,根据中医学的整体观念,人体的生命活动需与自然界的变化规律相适应。如《素问·四气调神大论》所说:"春夏养阳,秋冬养阴,以从其根。"春夏阳令也,春时阳生,夏时阳盛;春季不可过早减衣,夏季不可过食寒凉之物,以免伤及机体阳气。秋冬阴令也,秋时阴收,冬时阴藏;秋燥伤阴,宜滋阴润燥,冬季不可过食辛辣,以免耗伤机体的阴液。其二,要注意调神养性,七情太过和不及,不仅可直接伤及脏腑,引起气机紊乱,也可损伤人体正气。正如《素问·上古天真论》云:"恬惔虚无,真气从之,精神内守,病安从来。"避免外来的不良精神刺激,提高自己的心理调摄能力。其三,护肾保精。肾精,关系到人体的生长、发育、生殖等功能及机体阴阳平衡的调节。肾精肾气亏损而使人易于衰老或患病。其四,体魄锻炼,注重"形神合一""形动神静"。锻炼形体可以促进气血流畅,使人体肌肉筋骨强健,脏腑功能旺盛,并可藉形动以济神静,从而使身体健康,益寿延年,预防疾病,如太极拳、易筋经、八段锦等传统的健身术。其五,调摄饮食,不可过饥过饱,注意饮食卫生,避免饮食偏嗜。同时可因时因人制宜,选用药性平和的中药制成药膳长期服用。

有学者从微生态和免疫功能角度,提出邪正发病与微生态平衡和免疫状态相关的中医邪正发病学理论模型。现代药理研究表明,肾虚与雄激素的分泌、骨质疏松、抗衰老、红细胞免疫功能关系密切。沈自尹从肾阳虚证发病环节在下丘脑的推论,进一步认识到肾阳虚证涵盖着神经内分泌免疫网络,其调控中心在下丘脑。提示肾阳虚证与下丘脑—垂体—肾上腺轴的状态有关。

综上所述,固护和人体正气,尤其是肾中精气,是预防疾病、促进痊愈、延年益寿的根本。肾为先天之本,中医肾的概念在"治未病"和养生中具有重要地位。

（杨晓寰）

参考文献

［1］CLEGG A,YOUNG J,ILIFFE S,et al. Frailty in elderly people［J］. Lancet,2013,381(9868): 752-762.

［2］WALSTON J,HADLEY EC,FERRUCCI L,et al. Research agenda for frailty in older adults: toward a better understanding of physiology and etiology:summary from the American Geriatrics Society/National Institute on Aging Research Conference on Frailty in Older Adults ［J］. J Am Geriatr Soc,2006,54(6):991-1001.

［3］MARCELL TJ. Sarcopenia:causes,consequences,and preventions［J］. J Gerontol A Biol Sci Med Sci,2003,58(10):M911-6.

［4］李言洵. 老年人衰弱特征及肾功能对衰弱的影响研究[J]. 中国全科医学,2018,21 (01):41-45.

［5］李庆生. 中医学"邪正相争"应包括微生态与免疫的平衡与非平衡[J]. 中医杂志, 2005,(07):489-491.

［6］沈自尹. 从肾本质研究到证本质研究的思考与实践——中西医结合研究推动了更高层次的中医与西医互补[J]. 上海中医药杂志,2000,(04):4-7.

第三节　杨霓芝益气活血法在肾脏病"治未病"中的应用

针对慢性肾炎多发、难治、迁延不愈、持续发展的临床特点,1995 年学科带头人杨霓芝提出"气虚血瘀"的关键病机及"益气活血法"治疗慢性肾小球肾炎的学术理论。围绕这一学术思想,开展了采用益气活血中药复方"三芪口服液"(为广东省中医院院内制剂,以三七、黄芪为主要成分,以益气活血为主要功效)防治慢性肾小球肾炎的临床与实验研究,先后承担国家自然科学基金及广东省重点科技攻关项目四项。通过系列研究证实中药复方"三芪口服液"能改善慢性肾小球肾炎患者的临床症状,减少蛋白尿,调节血液流变学、细胞及体液免疫功能,改善肾脏病理,从而达到保护肾功能,防治肾硬化的作用。临床观察,总有效率达 93.3%。已获得国家中医药管理局、广州市政府中药新药开发项目两项,并申请国家发明专利两项。

慢性肾衰竭是临床常见病、多发病,是各种肾脏病的最终结局,常进行性加重至尿毒症晚期而需替代治疗或肾移植。肾病重点专科自 1995 年起即开展延缓慢性肾衰竭的临床系列研究,先后承担广东省重点科技攻关项目资助等各级课题 10 项。肾病重点专科主任杨霓芝根据中医学慢性肾衰竭"气虚血瘀浊毒"的关键病机,提出"益气活血蠲毒"的治疗原则,采用中医综合疗法从多层次治疗、多环节干预、多途径给药、扶正祛邪并举、辨证与辨病相结合的治疗方法。杨霓芝带领肾专科有关技术骨干从中药复方"三芪口服液"防治肾小球硬化、中药复方"尿毒康"延缓早中期慢性肾衰进展、中医综合疗法延缓中晚期慢性肾衰竭患者进入终末期尿毒症开展了一系列临床研究。经过十多年的研究,现已摸索出一套"中医综合疗法"延缓慢性肾衰进展。该疗法由辨证口服中药汤剂、中成药(三芪口服液、尿毒康冲剂、大黄胶囊)及中药辨证灌肠组成。该疗法已临床应用十多年,治疗患者约 2 300 例,总有效率达 90% 以上,且价格低、长期服用耐受性好、无毒副作用、易实施、易推广,高于目前国内任何单一药物、单一途径及其他现有治疗,为延缓慢性肾衰竭提供了有效的治疗方法。2003 年广东省医学情报研究所查新报告提示:"国内未见采用与项目相同的综合疗法治疗慢性肾衰竭,并取得 93.75% 总有效率的相同研究报道"。2003 年 2 月"中医药综合疗法治疗慢性肾衰竭的临床系列研究"通过省级同行专家鉴定,成果水平达国内领先。"中医药综合疗法治疗慢性肾衰竭的临床系列研究"获 2004 年中华中医药学会科学技术奖三等奖,2005 年获广州市科学技术进步奖二等奖。同时,通过进修生、研究生及各种学习班等途径在全国范围内推广。

在长期的医疗实践中,我们发现多数尿毒症患者在接受血液透析、腹膜透析等替代治疗后,虽然可以清除水湿、浊毒之邪,但多数患者仍然表现为体倦乏力,易感冒,易感染,工作生活能力下降,中医辨证仍存在气虚血瘀的病机,故治疗仍应以扶正固本为原则,以"益气活血"为治疗大法,益气活血中药(口服、静脉、灌肠等)配合血液透析治疗,可以调节免疫功能,降低透析患者感染并发症,改善微炎症状态,改善血流动力学,达到改善透析患者生活质量的目的。血液透析是将人体血液引出体外,通过透析器借助透析膜与透析液进行反向流动,从而达到清除毒素和多余水分的目的。但在血液透析过程中常有低血压、心律失常等并发症,有一定的危险性,长期血液透析又有透析骨病、严重贫血、营养不良等多种慢性并发症。杨霓芝带领肾病专科研制的中药益气固肾透析液可以明显改善维持性血液透析患者的临床症状,减少透析不良反应,减少透析并发症,提高透析效果,改善透析患者的生存质量。该项目避免了口服用药对胃肠道的刺激以及静脉用药容易造成的容量负荷过重、空气栓塞等问题,给药途径安全、方便、稳定,患者依从性高,2002 年获得了广东省重点科技攻关项目资助,已通过省级鉴定,水平达国内领先,并获广州中医药大学科技成果一等奖,获国家发明专利一项。腹膜透析患者常并发营养不良、感染、甚至腹膜硬化而降低腹膜透析效果。在长期的临床实践中,我们采用益气活血中药(口服、静脉、灌肠等)配合腹膜透析治疗,能调节患者免疫功能、改善低蛋白血症、降低感染发生率,从而提高腹膜透析疗效。

"治未病"理论包含了以下四个方面的含义。其一:治病之未生。是指预防养生、未病先防、未雨绸缪的预防理念。其二:治病之未成。是指将病而未成之时,先病成而用药。其三:治病之未传。这其中包含了两层意思。一层是指既病防变,即防变证、防逆证、防病盛,先安未受邪之地。正如《难经》中所说的"见肝之病,则知肝当传之与脾,故先实其脾气,无令得受肝之邪。"这点主要是以五行的生克制化为基础;另一层则是指通过治疗未病脏腑以实现治疗已病脏腑的目的,仲景言"四季脾旺不受邪",其在治病中也极为重视固护脾胃,多次用到甘草、生姜、大枣等,药用意在于顾护胃气,以增强体内正气,使疾病向痊愈方向发展。其四:治病之未复,即愈后防复。"正气存内,邪不可干",大病初愈时,无论是脾胃还是气血都处于相对虚弱的状态,这时如若调养不当,则会导致疾病复发,或复感新邪。现代流行病学调查也显示,慢性肾脏病的发病率为 11.8%,而慢性肾脏病的知晓率仅为 8.2%。加之疾病起病隐匿,往往未能引起人们的重视,最终失去了逆转或延缓疾病发展的时机。反之,若能及早地发现预防,则可以很好地阻止疾病的发生发展。因此,开展肾相关疾病的预防及早期治疗具有重大意义。

肾脏病的"治未病"包括:未病防萌,治其未成;已病早治治其未传;病后调摄愈后防复。具体是指:①治其未成:高血压,糖尿病,痛风,系统性红斑狼疮等疾病均可进展为肾脏疾病,引发持续性的肾脏损害,治疗原发病为主。益气以安未受邪之肾,活血以治原发之病邪。②治其未传:肾脏损害后,如 IgA 肾病,肾病综合征,或它传之糖尿病肾病,高血压性肾损害,狼疮性肾炎,重在保护残存的肾单位。益气固肾以保护残存的肾单位,活血祛瘀以逆转病变的肾单位。③病后防复:肾脏已损害,经治疗后病情稳定,益气健脾以提高患者体质,防感外邪致肾病复发,活血祛湿以维持病情稳定。

(冷 伟 姬 玉)

参考文献

［1］王立新,蔡佑青,莫业南,等.三芪颗粒治疗慢性肾炎的临床研究[J].广州中医药大学学报,2017,34(03):321-325.

［2］钟丹,杨霓芝.杨霓芝教授治疗肾脏病经验点滴[J].江苏中医药,2005(10):9-10.

［3］金华,杨霓芝,刘旭生,等.益气活血法为主治疗慢性肾衰竭的临床研究[J].新中医,2011,43(02):51-54.

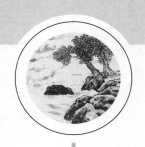

第二章
肾脏疾病的早期识别及预防

第一节 肾脏疾病的早期识别

近年来慢性肾脏病在全球范围的发病率呈上升趋势,已经成为继心脑血管疾病、糖尿病、恶性肿瘤之后又一大威胁人类健康的主要疾病。有调查显示,我国成年人群中慢性肾脏病的患病率约为10.8%,以此推算,我国患有慢性肾脏病的人群约有1.4亿左右。如此庞大的患者群,但了解它的人却很少,这是为什么呢?

因为慢性肾脏病早期症状并不典型,不通过有效筛查及体检很难及早发现,国外大样本调查显示,约有59.5%~74.2%的慢性肾脏病患者发病初期并无典型症状。由于身体没有不适症状,人们往往容易忽略,待到感觉不舒服时再就医,肾脏损伤已经很严重了,所以我们称慢性肾脏病为"沉默的杀手",结局往往只能通过肾替代治疗来维持生命。

那么,我们在日常生活中如何早期发现肾脏疾病呢? 根据杨霓芝经验,这里教大家几个识别早期肾脏病的方法,希望通过对日常生活中一些不起眼症状的观察,尽早发现肾脏疾病。

一、早期肾脏疾病观察要点

1. 疲倦乏力 肾病初始患者并无症状,只是觉得容易疲劳,以为休息就能好,但休息仍不能缓解疲劳症状时,就要引起注意了。

2. 眼睑，颜面，下肢（尤其踝关节）水肿 这是肾脏疾病的典型症状。

3. 尿中泡沫增多，尿色异常（如无症状的血尿），夜尿增多 经常留意自己尿液的变化，也是早期发现肾脏疾病的重要观察点。

4. 血压升高 尤其对于没有高血压家族病史的年轻人来说，出现持续血压升高时，就要考虑是否有肾功能异常的可能了。

5. 胃肠道症状 主要表现为不明原因的食欲减退，恶心，呕吐，呼气带尿味等。当在消化科检查无特殊，而胃肠道症状又无法缓解时，就要开始警惕是不是肾脏出现了问题。

6. 皮肤瘙痒 对于尿毒症患者而言，皮肤瘙痒是常见的症状，这主要是由于钙、磷、维生素 A、血浆组胺及甲状旁腺激素（PTH）水平升高，大中分子毒素蓄积体内无法排出所致。出现这种症状，表示肾脏损伤已经相当严重了。

以上症状都不是特异性的，所以在肾脏疾病早期容易忽视。一旦在日常生活中发现了类似症状，都要引起我们的重视，及早就医检查，以明确诊断，及时治疗，避免延误病情。

二、定期体检的重要性

除了早期肾脏疾病症状的观察，定期体检也是发现早期肾脏疾病的有效途径。很多无症状的早期肾脏疾病患者，都是在体检时发现血、尿检查结果异常，从而发现肾脏疾病的。下面我们就简单介绍一下体检中与肾脏疾病相关的检查项目。

1. 测量血压 肾脏是血压调节的重要器官，高血压和肾脏可谓"难兄难弟"，结伴存在，相互作用，互为因果。慢性肾脏病常常会有血压的升高，有很多患者肾功能损伤都是由原发性高血压引起的，而持续的高血压又会引发或加重肾脏损伤，所以要做到定时进行血压测量，有条件者可在家自备血压计，定期监测血压，可及早发现血压变化及异常，及时就诊，以免长期的血压升高导致肾功能不全。

2. 尿液检查 尿液异常是肾脏病的主要表现之一。最普通的尿常规检测是了解肾脏有无疾病、病变性质和程度最简便的检查手段。其中，蛋白尿是肾脏病重要的表现和预后指标，检测手段包括尿常规、尿微量蛋白、24 小时尿蛋白定量、尿蛋白电泳等，不同的方法具有不同敏感性和特点，有效控制蛋白尿可延缓慢性肾脏病进展。

3. 血生化检查 慢性肾脏病的早期诊断强调对肾功能的正确评估。普遍使用的肾功能指标是血液中的肌酐、胱抑素 C、尿素氮及内生肌酐清除率等。

4. 肾脏 B 超检查　通过它我们可以了解肾脏的位置大小、形态、内部的结构及输尿管和膀胱的一些相关情况,有无结石、积水和囊肿等。同时,肾脏大小的测量有助于医生对急慢性肾衰竭的判断。

总之,"没有感觉并不等于没病",肾脏病早知晓,关键就是坚持每年定期筛查。即使没有症状,一般成人也需每年筛查一次尿常规、肾功能。如果已经有某些症状,应当及时去医院做全面检查,以尽早诊治。

三、高危人群

若是已有高血压、糖尿病等人群,应每年定期检查尿常规、肾功能等项目两次或两次以上,这些人群我们称之为"高危人群"。高危人群具体包括哪些?下面我们一一来介绍。

1. 老年人　随着年龄的增加,身体机能逐渐退化,肾脏功能自然衰老,对药物更敏感,其中动脉硬化就是肾功能损害的重要原因之一。因此,我们建议年龄大于 45 岁的中老年人朋友,最好每年都要检查尿常规、肾功能,身体不适时,及时就诊。

2. 高血压患者　血压高会加重肾负荷,也会引起肾动脉的硬化,影响肾功能,而有效地控制高血压已经成为延缓慢性肾脏病的重要的干预措施。所以,有高血压患者至少每隔半年就应复查一次肾功能。

3. 肥胖患者　血脂沉积在血管中,会影响肾血管,使得肾动脉硬化;同时,肥胖的人除了血脂高影响肾功能外,机体的高代谢也可以使肾脏负担加重。因此,肥胖人群控制体重,改善生活方式,也十分重要。

4. 糖尿病患者　半数的糖尿病患者患病 10 年左右就可能会发展为糖尿病肾病。因此,糖尿病患者要十分警惕肾脏病,其中控制好血糖是关键。

5. 乱吃药的人　有些通过肾脏排泄的药物可能会对肾脏造成很大的伤害。如慢性肾炎的患者服用解热镇痛药、含马兜铃酸的中草药、中成药等,都会对肾脏造成损害。所以,服用药物一定要在正规医疗机构医生的指导下正确使用,千万不要自己随意服用药物或轻易服用一些民间偏方。

6. 家族中有慢性肾脏病的人　有调查发现,家庭成员中(尤其是直系亲属)有肾脏病史,其他成员患肾脏病的概率要升高 5~8 倍。因此,若家庭成员中有一个或一个以上患有肾脏病,其他成员必须做肾脏方面的仔细检查。

7. 自身免疫性疾病患者　自身免疫性疾病主要是系统性红斑狼疮、类风湿关节炎、强直性脊柱炎和血管炎等,这些疾病都可能会累及肾脏,最终引起肾脏病,这种情况相当多见,系统性红斑狼疮尤其在年轻女性更常见。

8. 病毒性肝炎患者　人们大都知道,肝炎病毒最常损害肝脏,导致病毒性肝炎,殊不知,它也可引起肾脏疾病,医学上称之为"肝炎病毒相关性肾炎",因此病毒性肝炎患者也应该监测尿液常规及肾功的情况。

对于慢性肾脏病患者,若是能及早发现,及时给予早期干预治疗,可以显著降低患者死亡率,并有效延缓病情进展,减少甚至避免了终末期肾病发生,同时也有助于减少患者医疗费用。所以,肾脏疾病的早期识别要从你我做起。

(王荣荣)

第二节　肾脏疾病的预防

从感冒到尿毒症需要几步?看到这个问题,你是不是也和大多数人一样,觉得尿毒症和感冒没有什么关系啊?杨霓芝指出,从医学上看,普通感冒本身并不会直接导致肾脏疾病,但是对于本身有慢性肾炎或慢性肾脏病患者而言,感冒容易诱发人体免疫功能紊乱,会诱发或加重疾病的进展,如果不积极治疗,最终会促进尿毒症的到来。所以,为了大家的健康,最好是把预防工作做好。

杨霓芝指导我们,对于肾脏疾病,我们应该"未病先防",即在没有发生慢性肾脏病时,就防患于未然,把发生慢性肾脏病的风险降到最低。那么,预防肾脏疾病我们该怎么做呢?

一、适量饮水

水是生命的源泉,我们每天都需要喝一定量的水,那么喝水对肾有好处吗?答案是肯定的。正常人每天饮水、排水应处于一个相对平衡的状态。肾脏是最重要的调节水液代谢的器官,体内的废物需要肝脏和肾处理,可以想象,仅占身体 1% 的肾脏要承受整个全身 1/4 的废物,肾脏将这些新陈代谢产生的废物随着尿液排出体外,这是多么大的工作量啊!喝水排尿有利于代谢废物的排出,喝水会加快尿液的排出,可以预防结石,还能减轻肾脏负担。所以,适度喝水对身体是有好处的。

二、合理膳食

1. 蛋白的摄入要合理,保持热量平衡　正常成年人每天每千克体重可以摄入 1.2g 蛋白质,但对肾功能损伤的患者而言,应选择低蛋白饮食配合复方 α-

酮酸治疗。体力劳动者、孕妇、哺乳期女性等可适量增加蛋白的摄入,尽量选择优质蛋白,如鱼、奶、肉、蛋等,过多蛋白质食物摄入,会加重肾脏的负担。

2. 控制高脂饮食摄入 研究发现,长期高脂饮食将导致机体代谢紊乱,体重超重甚至肥胖,相关的肾脏疾病也随之而来。曾经有人做实验,用富含脂质的食物大量喂食大鼠、家兔等动物,使它们血浆中血脂升高超过正常水平,结果发现,它们的肾小球增大,肾脏组织发生了变化,显微镜下可见部分肾小球硬化,而且,这些变化的程度,与血浆中的胆固醇升高程度有密切关系,从而证实了血脂升高可以损伤肾脏。

3. 根据病情控制盐的摄入 根据最新的食品膳食指南,正常成年人每天摄入的食盐量是不超过 6g,高血压、糖尿病的患者食盐摄入量每天要小于3~4g(根据疾病的程度不同,食盐的控制量是不一样)。严格控制食盐量,是因为过多的食盐摄入能使大量的水分停留在身体内不易排出,从而增加心脏和肾脏的负担,所以有心脑血管疾病、高血压、糖尿病的患者一定要严格控制食盐摄入量。另外,生活中还要严格控制"隐蔽"的盐,如香肠、方便面、腌制品、果脯、皮蛋等,都含有一定量的食盐。

4. 提倡戒烟戒酒,规律生活 香烟中含有大约 1 200 多种化学物质,其中对人体有危害作用的就有 130 多种,主要以尼古丁、焦油、一氧化碳及其他致癌物质对人体损害最大。尼古丁刺激人脑神经,会使人上瘾,同时使血压升高、心跳加快而加重心脏负担,增加患心脏病的危险;焦油刺激气管,导致支气管炎、肺炎及肺气肿,同时又可诱发肺癌;一氧化碳妨碍氧气的输送,使人缺氧而致运动力下降,加速衰老;其他致癌物质也可导致多种癌症发生。长期酗酒可导致肝硬化、肝癌的发生。因此,戒烟戒酒,养成良好的生活习惯有利于身体的健康。

三、合理用药

人体很多代谢废物都是通过肾脏排出的,其中也包括药物。有些药物对肾脏有明显的毒副作用,因此,生病时需要在医生的指导下使用药物,千万不要自己随便买药吃,尤其是已经出现肾损伤的患者,用药更要谨慎。

四、积极治疗基础病

据流行病学调查,与肾病相关的危险因素包括了高龄,高血压,糖尿病,高脂血症,高尿酸等,这些都是引起肾功能损害的重要因素。除了年龄是无法控制的,其他因素都是可以治疗和预防的。所以,有高血压,糖尿病,高脂血症,高尿酸的患者,应积极治疗现有疾病,避免在原有疾病基础上累及肾脏。

五、定期复诊

　　为保护肾脏,任何年龄的人群都应该定期进行尿液、肾功能、双肾 B 超等检查,尤其在感冒、发热后应进行尿液、肾功能等检查。一旦发现尿检异常,应到肾脏病专科进一步进行全面检查,以及时诊断治疗。如果尿中已经出现蛋白尿等改变,需要到肾病专科进行进一步全面检查以了解病因及病变程度。如今生活水平大幅提高,大部分家庭都可以负担得起体检支出,有时仅仅是几百块甚至几十块的体检费用,就能避免后期几万甚至几十万的花费,何乐而不为?

　　总之,要想知道肾脏健康与否,除了注意观察自己的身体变化,定期体检必不可少,只要我们积极预防,就能及早发现肾病苗头,及时治疗,及早控制和延缓病情发展。

(王荣荣　张洁婷)

参考文献

[1] 谢院生.慢性肾脏病急性加重的诊治与预防[J].中华肾病研究电子杂志,2016,5(1):1-4.

[2] 王德光.安徽省成人慢性肾脏病流行病学调查[J].中华肾脏病杂志,2012,28(2):101-105.

[3] 杜鹃.慢性肾衰竭的三级预防[J].全科护理,2013,7(11):1917.

[4] 吴克娟.慢性肾脏病社区早期筛查管理的重要性[J].中国慢性病预防与控制,2018,8(26):632-634.

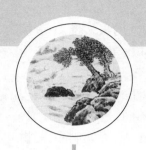

第三章
肾脏病患者调护要点

第一节　健康合理饮食是延缓肾脏病进展的关键

人们常说"病从口入"，同样，健康身体也可以"吃"出来。这就说明，饮食对我们身体健康的重要性。研究表明，科学的饮食营养配比和健康合理的饮食习惯是延缓肾脏病进展的关键。本节我们就来谈一谈慢性肾脏病"如何吃"这个问题。

《中国居民膳食指南》提出合理膳食的原则如下：食物多样，谷类为主；多吃蔬菜、水果和薯类；每天吃奶类、豆类或其制品；经常吃适量鱼、禽、蛋、瘦肉、海洋生物制品，少吃肥肉和荤油；食量与体力活动要均衡，保持适宜体重；吃清淡少盐的膳食；如饮酒应限量；吃清洁卫生不变质的食物。

以膳食指南为基础，根据肾病的疾病特点，杨霓芝提出慢性肾脏病的膳食原则为：合理摄入蛋白质；食盐的控制；脂肪摄入的调节；水量的摄入要求；控制钾、磷摄入；保证每天热量；适当补充维生素。

一、优质低蛋白质饮食

慢性肾脏病患者应根据肾功能损伤程度摄入蛋白质，对肾功能不全患者提倡优质低蛋白饮食。优质低蛋白质饮食，可使早期肾功能不全患者病情稳定，酌情控制蛋白质摄入，对于减轻肾脏负担,减少毒素的产生,缓解病情均起重要作用。蛋白质的摄入量,一般根据肾功能损害程度而有所变化,血肌酐 176.8~353.6μmol/L,蛋白摄入量应为 0.7~0.8g/(kg·d);血肌酐 353.6~707.2μmol/L,蛋白摄入量应为 0.6~0.7g/(kg·d);血肌酐大于 707.2μmol/L,蛋白摄入量应为 0.6g/(kg·d)以下,在控制蛋白摄入的前提下,优质蛋白应占 50% 以上。根据其营养价值不同,蛋白质可分为:①高营养价值蛋白:大多是动物蛋白质如鱼类、瘦肉、鸡肉、蛋类、奶制品,动物蛋白含有的必需氨基酸较全,易被人体利用。②低营养价值蛋白:如植物蛋白中玉米、小麦、大米中的蛋白质,营养必需氨基酸的含量和比例与人体蛋白质相差较大,人体利用率较低。

二、保证每天热量

保证每日摄入必要而充足的热量,是长期坚持低蛋白饮食的保证和前提。一般热量来源主要以复合碳水化合物为主。若患者没有合并糖尿病,应在控制蛋白的基础上,保证充足的热量供给,可尽量采用麦淀粉类食物代替米饭作为日常主食(麦淀粉类食物蛋白含量比米饭少得多,所以既保证能量供给,又不增加蛋白摄入)。这类食物包括:澄面、马蹄糕、水晶饼、水晶饺、粉丝、藕粉等。如果患者合并有糖尿病,控制蛋白质的同时也要控制总的热量,血糖指数高的食物需要限制,例如白糖、蜂蜜、糖水、含糖饮料等,可将允许食用的米饭分量更换成等量的杂粮饭(荞麦、薏苡仁、怀山药、小米、红米、黑米等)。但因此类杂粮含有丰富的钾、磷,血钾或血磷高的患者,需要根据专科医师或者营养师核定分量后再食用。

三、严格控制食盐

对于食盐量的控制,要逐渐地、根据患者具体情况来调整。慢性肾衰患者,一般每天不超过 5g。如有高血压、水肿、心衰等情况,则要根据病情轻重限制食盐摄入量,并且尽量不食用咸菜、腐乳、皮蛋、酱油、味精等含钠高的食物(因为盐的主要成分是氯化钠,这些食物都含钠)。另外,可以用醋、柠檬汁等代替食盐来调味,这样患者不会因为菜淡而无法坚持低盐饮食。

四、低脂饮食

甘油三酯、胆固醇比例较少的食物被称之为低脂饮食。杨霓芝指出,慢性肾脏病患者需多提倡"素多荤少(多果蔬、少肉)"的饮食原则,注意多摄取五谷杂粮、薯类和各类新鲜蔬菜水果,控制动物脂肪摄入量,食用油以植物油为宜,禁食动物内脏、脑、蛋黄等胆固醇含量极高的食物。

五、水应量出而入

各种肾脏疾病由于发病原因不同,病程不同,治疗措施也不相同。在轻度肾衰时,由于肾脏浓缩功能下降,体内代谢废物需要较多的水分才能从肾脏排出。如果过分限水,反而可能加重肾功能恶化。对于急性肾炎、肾病综合征、肾衰竭有明显水肿的应限制水的摄入,少食用粥、奶、汤、水果等含水量多的食物,如无明显水肿,则不要限制饮水。计算每日摄水量的一般原则是"量出而入",即前一日尿量再加上 400~500ml。

六、控制钾摄入

钾是维持细胞生理活动的主要阳离子,在保持机体的正常渗透压及酸碱平衡、参与糖及蛋白代谢、保证神经肌肉的正常功能等方面具有重要作用。对于血钾升高的患者应严格控制血钾的摄入。含钾高的食物的摄入应视血清电解质检查结果而定。常见钾含量丰富的食物有:菌类、海带、紫菜、香蕉、菠菜、土豆、青瓜、红萝卜、小米等;钾含量低的食物有:稻米、冬瓜、茄子、西瓜、苹果、葡萄、鸭梨等。肾病患者在居家过程中不能及时监测血清电解质时,也可以根据自己的尿量来控制含钾食物的摄入(人体内的钾主要来源于食物,食物中的钾 90% 以上短时间内在肠道被吸收,吸收入血液的钾在 4 小时内即有 90% 从肾排出体外)。若每日尿量≥1 500ml 时,说明患者的肾脏排泄功能尚可,可不限制含钾丰富的食物,正常进食即可。若每日尿量 <1 000ml 时,说明患者的肾脏排泄功能已下降至不能及时排除摄入的血钾,需限制含钾丰富的食物。肾病患者也可以通过一些烹饪小技巧来减少食物中的血钾,如绿叶蔬菜焯水、根茎类食物去皮切片或切丝泡水等。

七、控制磷摄入

控制自己饮食当中的磷元素含量,对于慢性肾病患者来说是非常重要的。慢性肾衰患者常伴有血磷的升高,应制定低磷饮食的方案,尽量避免食用含磷丰富的食物,如酵母类、全谷类、干豆类、硬果类、海产类、动物内脏、脑髓等。蛋黄含磷高,1 周内食用不应超过 2 个;烹调鱼和瘦肉时,可以先用沸水煮一下,再捞出热炒,以降低鱼、肉中的含磷量。另外,食物用水煮后弃去汤汁,可减少磷、钾的摄入。

简单地说,饮食控制与肾脏病的关系密切,科学合理的饮食可以在一定程度上缓解和控制疾病的进展,提高自身的生活质量。

(王荣荣)

第二节　养成良好的生活习惯

随着生活水平的提高,人们的饮食习惯发生了很大的改变,同样,人们的生活方式也发生了巨大的改变,下面,我们就一起来看看,有哪些不良生活习惯正在逐渐危害我们的肾,影响我们的生活。

一、不要憋尿

许多人一定很不理解憋尿和慢性肾脏病有什么关系。其实大多人都出现过憋尿,特别是工作比较忙或长期面对电脑工作的人,一忙起工作来就会忽略排尿这件事。事实上,看似小事,但憋尿容易引起尿路感染。正常人膀胱壁承受的压力是有限的,在正常压力的情况下,膀胱内膜有自我保护机制,可吞噬细菌免受侵犯。当膀胱内尿液过多,超过了正常膀胱壁所能承受的压力,对膀胱内膜就会造成伤害,这种自我保护的能力也会受到损伤,细菌就可乘虚而入,引发膀胱炎。某些致病菌的纤毛,可附着于尿路黏膜,经输尿管上行至肾盂,引起肾盂肾炎。临床上会表现为腰痛、尿频、尿痛、血尿等症状,长期反复的慢性感染还会造成肾功能损害,甚至尿毒症。因此,杨霓芝建议,外出旅游或长途开车前,应尽量先上一次厕所,在工作和学习的间隙,应该给自己预留一定的"中场休息"时间。

二、不要暴饮暴食

现在很多人都喜欢聚餐,节假日、同学聚会、下班后,聚餐越多,吃下去的"美食"也越多,必然产生尿酸及尿素氮等垃圾也越多,而清理垃圾等善后工作都将由肾脏来承担。暴饮暴食会使肾脏的工作量大增,使肾脏高负荷运转,高嘌呤、高脂肪、高热量食物摄取过多,时间长了,再好的肾脏都会累。在这种情况下,肾功能衰退加快,肾脏的排泄和调节功能下降。此外,当肾功能严重受损时,体内的毒素、垃圾排不出去,就会出现很多症状,最后可能发展至尿毒症。

三、不要经常熬夜

大家熟知熬夜伤肝,其实熬夜也会伤肾。足够的睡眠的人才有精气,熬夜就会损伤肾精。如果长期熬夜,会使人的身体节律紊乱,不但引起细胞的衰减,长期下去还会导致肾功能受影响,尿酸等代谢废物得不到正常的排泄。

四、不要吸烟酗酒

作为严重影响人们身体机能的发病因素,吸烟酗酒常常被人们当作生活中的"小陋习"而忽视。众所周知,吸烟会对肺和心血管造成伤害,其实吸烟同样还会损害肾脏。尼古丁会增加血黏度,降低肾血流量,引起病变;烟雾中的一氧化碳造成身体缺氧,损害肾脏。而酗酒容易使血中尿酸升高,特别是喝啤酒,小便中尿酸排出减少,大量尿酸淤积在肾脏里面,可引起尿酸性的结石,结石较大时,可引起输尿管堵塞,进而引起尿流不畅,"下水道"淤堵,可以让肾脏受压,造成肾盂肾盏变形或肾盂积水,从而影响肾脏功能。

五、不要滥用药物

人们常说"是药三分毒",很多药物都是通过肾脏排泄的。用药种类太多、剂量过大就会加重肾脏的负担。特别像四环素、利福平、链霉素、庆大霉素、卡那霉素、新霉素、止痛药、某些抗癌药物等,若应用不当或剂量过大更容易对肾脏造成损害,导致肾功能发生障碍。特别是中老年人,由于脏器功能衰退,或患有动脉硬化、高血压、糖尿病,若用药不慎,更容易对肾脏造成损害。所以,当患者患病时建议到正规医院就诊,在医生指导下用药。

健康无小事,为了更好地呵护我们的肾,保证生活质量,我们应该从小事做起,从点滴做起,养成良好的生活习惯,使我们的生活更加科学、健康。

(王荣荣 张洁婷)

第三节 用药遵循医嘱

日常生活中,有一些用药误区,不仅使药物不能很好地起到疗效作用,而且可能产生副作用,严重的可能导致生命危险。在此,我们特别提醒,用药一定要在医生的指导下合理使用。

一、激素类及免疫抑制类药物

激素有很强的抗炎和免疫抑制作用,在肾病的治疗中有着重要的地位。使用它治疗疾病时,能迅速控制病情,也能对人体代谢造成一定的影响,出现一系列不良反应。通常肾病综合征在激素使用时要遵循三个原则:起始量足、缓慢减药、长期维持。在使用激素的同时,要密切关注自身病情的变化,切忌以下三种行为:服用激素药却长期不复诊;随意减药或者停药;激素治疗无效时仍自行坚持服用激素。临床上应用的免疫抑制剂种类繁多,每一种免疫抑制剂的作用机制都不一样,但它们共同的特点都能够抑制免疫细胞,减少炎症因子。常用免疫抑制剂有环磷酰胺、硫唑嘌呤、来氟米特、羟氯喹、环孢素、FK506、霉酚酸酯等。我们使用这些药物要注意些什么呢? 杨霓芝指出:

1. 在医师指导下使用　患者自己切不可擅自决定激素治疗的疗程或剂量。因为不规律应用,如随意加减、停药,不规律撤减等,极易使病情反复或加重,且病情反复发作,增加治疗的难度。长期使用激素,可导致肾上腺皮质萎缩,如果突然减量或是突然停药后,可因体内缺乏激素引发肾上腺危象,出现高热(体温超过 40℃)、恶心、呕吐、血压下降等,严重时可发生休克,因此患者不可随意停药。每一种免疫抑制剂的作用和不良反应都不尽相同。根据不同患者的具体情况需要制订个性化的免疫抑制方案。患者不要因为畏惧免疫抑制剂的副作用,而放弃治疗。应该在专科医生的指导下使用免疫抑制剂。

2. 了解药物的副作用,规律复诊　长期使用激素,还可引起一系列不良反应,如引发皮质功能亢进综合征、消化性溃疡、高血压、动脉硬化、骨质疏松等副作用,免疫抑制剂具有导致患者抵抗力下降、易合并感染、肝功能损伤等副作用,因此患者在治疗过程中需要定期复诊,如发生以上不良反应,应该及时就诊进行治疗。

二、抗生素

肾脏病,特别是慢性肾脏病,大多与人体免疫功能失调有关,加上泼尼松、环磷酰胺等免疫抑制剂的广泛应用,使人体的免疫功能更加低下,容易发生细菌感染。治疗细菌感染常用的就是抗生素。杨霓芝在查房时经常强调,一方面有些抗生素具有肾毒性,可以损伤肾脏;另一方面肾脏的血流量大,毛细血管表面积大,是药物排泄的主要途径,药物在肾脏浓度高,容易对肾脏造成直接损害。所以肾病患者用抗生素应该更加谨慎。一般应注意以下几方面:

1. 尽量避免使用有肾毒性的抗生素　抗生素如氨基糖苷类抗生素、青霉素族抗生素、头孢菌素类抗生素、多粘菌素类抗生素、两性霉素 B、四环素类抗生素、利福平、磺胺类药物等。

2. 尽量选用不从肾脏排泄的抗生素　药物排泄除肾脏外,还可经肝脏和肠道排泄。被吸收的药物有的也可随粪便排泄,有的经肝脏排入胆汁,再随胆汁进入肠中。所以肾脏病发病时应尽量选用从肝脏排泄或具有肝肾双排泄通道的药物,如大环内酯类抗生素。如红霉素只有 10%~15% 从肾脏排泄,麦迪霉素主要从胆汁排泄,罗红霉素主要从粪和尿排泄。

3. 肾功能损害的患者应相应减少药量　肾功能损害的患者应根据肾功能损害的程度、药物的清除速率而调整剂量。

三、中药及中成药

传统中药在治疗许多疾病时都有自己独特的疗效,传统观念认为,中药是纯天然原料,较西药而言,毒副作用小,对人体相对无害。"水能载舟,亦能覆舟",是对中药双重作用的很好概括。临床上,许多医生认为在常规治疗的同时配合使用中药或中成药治疗,这样的中西医结合治疗可减少副作用,并且还能提高疗效,减少复发。那么中药真的就如我们想象的那样安全吗?事实上,中药也是药,某些中药大剂量、长期使用时,也可能造成肾损伤。中药成分复杂,很多药物需要炮制后才能用于治病,中药也有配伍禁忌,且在使用中药时,需要辨证施治,才能达到治疗效果,中药的配伍、煎制、服用方法等任何一方面使用不当,都有可能会引起肾损伤。"是药三分毒",所有药物均应该在医生指导下合理使用,避免药物造成人体的损伤。如何减少使用中药时对肾脏的损伤呢?

1. 了解中药药性　导致肾脏损害有植物类中药:雷公藤、草乌、木通、使君子、益母草、苍耳子、苦楝皮等。动物类中药:海马、蜈蚣、蛇毒等。矿物类中药:含砷类(砒石、砒霜、雄黄、红矾)、含汞类(朱砂、升汞、轻粉)、含铅类(铅丹)和其他矿物类(明矾)等。

2. 注意中药的剂量　按《中华人民共和国药典》说明规范使用药物。

3. 不要盲目地用偏方　建议到正规中医院就诊,在专科医生指导下使用。

肾脏可排泄药物,容易受到药物的伤害,肾功能的好坏对临床用药有特别重要意义,用药时要特别引起关注。世上没有安全的药,只有安全的用法,为了你的肾脏,应做到合理用药。

(王荣荣　赵代鑫)

参考文献

[1]《中国居民膳食指南(2016)》发布[J].中国妇幼健康研究,2016,27(5):670.

[2] 慢性肾脏病蛋白营养治疗共识[J].中华肾脏病杂志,2005,21(7):421-424.

第四节　学会家庭自我监测

　　慢性肾脏病的早期诊治率低、知晓率低、防治率低。很多患者首次在医院诊断为慢性肾脏病时,已经进入到慢性肾脏病终末期,肾功能已严重下降,治疗效果也不佳,因此慢性肾脏病被人们称为"沉默的杀手"。但是,肾病真的无法预测吗?

　　答案是否定的。肾病并非无法预测的,当肾脏超负荷运转时,您的身体会发出警告的信号。下面将教您如何进行家庭自我监测,快速有效地发现肾病露出的蛛丝马迹,因此,当身体出现以下变化时,要细心留意,要立即到医院检查,尽早明确诊断,寻求病源,以免耽误治疗。

一、水肿

　　组织间隙过量的体液潴留称为水肿。肾脏出问题,会导致水电解质调节功能受损,引起体内水钠增多,常引起眼睑或下肢水肿。肾性水肿的特点是:水肿容易发生于组织疏松的部位,如头皮、眼睑、阴囊等处,由于重力关系,在早晨起床后加重,早晨起床后眼皮水肿是肾脏病的一个最早期的信号。饮水太多,或者是睡眠时间过长、过于肥胖等,眼睑、脸部、小腿等部位可以出现轻微的水肿或者一过性的水肿,如果是长期持续的水肿状态,就要怀疑是不是肾脏出了问题。

二、尿量异常

　　正常人每天排出的尿量并不是固定不变的,尿量的多少受诸多因素的影响,例如饮水量的多少,气温的高低等。正常人每天排尿 1 000~2 000ml,平均约 1 500ml。

　　1. 多尿　指 24 小时尿量大于 2 500ml,见于糖尿病、尿崩症、慢性肾炎、神经性多尿、肾移植早期等。大量饮水、寒冷刺激、饮酒、饮茶、输液、服用利尿剂或进食有利尿作用的食物都会导致多尿。除去外界刺激,因肾小管遭到破坏,重吸收能力差为病理性多尿,多表现为夜尿增多,正常人入睡后代谢缓慢,夜尿显著少于白天尿量,夜间应不排尿或仅排 1 次,夜尿量约为 24 小时总量的1/4~1/3;如果经常超过 2 次以上,夜尿多于白天尿量,夜间尿量大于 750ml,可能预示肾功能不全。多尿、夜尿是肾功能损害的早期表现。

　　2. 少尿和无尿　少尿指 24 小时尿量少于 400ml,多见于急性肾小球肾炎、肾功能不全、脱水时等；无尿指 24 小时尿量少于 100ml，多见于急性肾衰竭及慢性肾脏病终末期。

三、尿的形态异常

1. 泡沫尿（蛋白尿） 尿里有泡沫的原因有多种，如蛋白质从肾脏漏到了尿里，尿就会起许多泡沫。尿中蛋白、尿糖增多也可以出现泡沫尿：①尿液表面漂浮着一层细小泡沫，不易消失，应警惕蛋白尿；②如果是泡沫较大，消失得非常快，应警惕是否尿糖升高。在家中可以用一个小试验进行检测：取一个试管或杯子装上尿液，用手来回震荡，如果尿液表面出现细小而久不消散的泡沫，为可疑蛋白尿，应去医院进一步检查。

许多疾病均可表现为蛋白尿，肾脏疾病较为常见，如果发现泡沫尿，一定要及时就诊。

2. 血尿 正常新鲜尿液为淡黄色透明液体，尿液颜色深浅也受饮食、药物、运动和出汗等因素影响，一般尿量少时则深，尿量多时则浅，喝水太少或清晨第一次排尿，颜色稍深。

血尿有肉眼血尿和镜下血尿之分。肉眼血尿即为肉眼可看见的血尿，当 1 000ml 尿液内混有 1~2ml 血液时，肉眼即可看出血色，尿色呈洗肉水样，浑浊且呈红色；而镜下血尿则只有在显微镜下观察才可以发现，每高倍视野下红细胞数大于 3 个。尿中有少量红细胞时尿颜色无明显变化。随出血量不同尿液可呈淡棕红色、洗肉水样或混有血凝块。

引起血尿的原因是相当复杂的，即使出血的部位在泌尿系的器官，其表现仍有差别，还应排除药物及月经期的影响。产生血尿的原因主要有以下几方面：①泌尿系统疾病，如肾炎、结石、感染、结核、肿瘤、畸形、损伤等；②尿路邻近器官的病变，如前列腺炎、前列腺肥大、盆腔炎、阑尾炎等；③全身性疾病，如感染性疾病、血液病、血管疾病等；④药物性因素，如服用磺胺药、抗凝剂或注射甘露醇等；⑤运动后血尿。

若血尿伴有尿频、尿急、尿痛，尤其是伴尿痛者，多为泌尿系统感染、结石等，称为有痛性血尿。若血尿不伴尿痛，称为无痛性血尿，在肾炎、肾结核、泌尿系统肿瘤中很常见。年龄大的患者，若出现无痛性肉眼血尿，尤其应当注意进行各方面检查，以排除恶性病变。

四、血压升高

高血压和肾病就是"天生一对"，总是成双出现。持续高血压状态使肾脏血流减少,导致肾脏功能的改变,引起高血压肾病,也叫高血压肾损害,所以有高血压的人要多加留意;而肾病也能引起高血压,这与肾病后引起肾素(升压作用)分泌过多和抗升压物质分泌减少有关。当肾实质发生病变时,前列腺素合成分泌减少,而肾素分泌却增加,前列腺素与肾素平衡失调,使血压升高。引起肾性高血压的病种很多,几乎每一种肾实质疾病都能引起。肾性高血压发生的机会与肾脏病的性质、肾缺血的程度、肾病变的范围及对肾小球功能的影响关系极大。肾病表现为头痛、乏力、记忆力下降、睡眠不佳等,多是合并高血压所致,特别是年轻人,出现不明原因血压升高时应该警惕肾脏疾患。而血压过高可引起头痛、脑血管意外,伴有血压升高的肾病患者,需加强家居血压监测,如波动较大应及时就诊。

五、贫血

引起贫血的原因很多,肾病患者常表现为脸色苍白、萎黄、眼睑发白、头晕乏力,出现鼻衄、尿血、咯血、便血等症状,很容易被误诊为血液系统疾病。肾脏疾病发生贫血的原因主要有以下几个方面:

1. 营养缺乏　尿中伴有大量蛋白质丢失,再加上患者多有厌食、小肠吸收功能不好,结果使造血原料(如铁、叶酸、蛋白质等)摄入不足,体内蛋白质合成减少。这些因素必然使患者发生营养不良,从而导致贫血。

2. 红细胞生成减少　肾病患者其肾实质受到破坏,使肾脏的促红细胞生成素减少,促红细胞生成素对骨髓刺激作用也因此减弱,使红细胞的生成和成熟发生障碍,因此出现贫血。

3. 红细胞破坏加速　人体的代谢废物从尿中排出减少,在血液中浓度升高,此种物质能加速红细胞破坏,使红细胞的寿命缩短,造成贫血。

4. 慢性失血　血中代谢后产生的毒素不能自尿中排出,这些物质一方面引起凝血功能异常,另一方面又可使毛细血管脆性增加,我们称这些物质为尿毒症毒素。由于这些毒素的作用,尿毒症患者常有鼻出血、牙龈出血、皮下出血及胃肠道出血,这些也是造成贫血的原因。

六、胃肠道不适

慢性肾脏病患者经常出现胃肠道不适,如食欲减退、恶心、呕吐、腹痛、腹泻,严重者可有消化道出血等表现。尿毒症时,由于人体物质代谢的变化,可使寄居在胃肠道的细菌产生一种尿素酶,这种酶能使合成的尿液再分解成氨,氨对胃肠道有极强的刺激性,可形成"尿毒症性溃疡",引起恶心、呕吐、食欲不振、溃疡出血,甚至发生顽固性呃逆等。腹泻也是尿毒症较严重的症状,胃及十二指肠的多发性溃疡、糜烂,可导致胃肠道出血。

另外,尿素氮是尿毒症时产生的主要毒性物质,但它并不是唯一的毒素。与尿毒症相关的毒素还有很多,如胍类、酚类、吲哚类、芳香酸、肌酐、尿酸、脂肪酸等,这些物质的积聚都会引起胃肠道症状,这些毒素大多在肾脏降解,但当肾脏发生病变时,肾脏的消除率会明显降低,因此这些毒性物质在血液中的浓度就随之而升高并引起呕吐、腹泻等临床症状。

有部分患者出现胃肠道不适的相应症状时,首先会想到去消化科、肝病科排除疾病,只要不是胃病或者肝病就不管了,结果耽误了病情。因此,强烈建议患者出现胃肠道不适症状,特别是合并高血压、贫血的情况时,一定要及时到肾病专科就诊。

七、疲倦乏力

肾功能不好时,很多代谢废物难以从尿里排泄出去,会出现精神不振、疲劳、乏力等感觉。而蛋白质等营养物质从肾脏漏出,通过尿液排出体外,导致营养不良等,引起疲倦乏力的表现。有些患者会以为是过于劳累或者是其他原因,而忽视了肾脏问题。

八、心慌气短

一旦患者出现心慌、气短的症状,往往怀疑自己是否得了心脏病,殊不知心慌、气短是肾病患者常见的临床症状,主要与肾脏病引起的心力衰竭有关。轻者表现为心悸、气急,不能平卧;重者口唇、指甲青紫,咳出粉红色泡沫样痰。初期仅在较重的体力活动时出现,经过休息即可恢复正常。随着心力衰竭的加重,肾脏排毒功能障碍,体液过多,较轻的体力活动也可引起心慌气急,严重者休息时也可出现这种征象。

九、皮肤瘙痒

皮肤瘙痒是慢性肾衰竭的常见症状之一,尿毒症患者常存在皮肤瘙痒,约半数患者为全身性瘙痒。皮肤瘙痒的病因目前不完全清楚。目前认为其中重要原因是尿毒症高磷血症、甲状旁腺激素升高有关。另外与尿毒症毒素、高钙血症刺激皮肤肥大细胞释放组胺密切相关。因肾功能下降,尿毒症毒素经皮肤排泄和毒素所致周围神经病变,患者会出现皮肤瘙痒的症状,因此患者出现皮肤瘙痒要引起重视,特别是有肾病病史的患者。

部分肾脏疾病患者常常没有明显的感觉,或者以肾外表现为主,如仅表现为皮肤瘙痒,容易被忽视。皮肤瘙痒有时候并不是简单的皮肤病,而是肾功能不好的一个表现。慢性肾衰竭皮肤瘙痒常可伴有乏力、贫血、恶心、呕吐、口气有尿味等症状,一旦皮肤瘙痒伴有上述症状,最好去医院就诊,以便早发现、早治疗。

肾脏病患病率高,起病隐匿,认识肾脏疾病的表现,有助于尽早识别,而对于患有肾脏疾病的患者学会家庭自我监测是可以做到早期发现,及时就诊,从而进行早期治疗。

(林静霞　戴玉韵　彭鹿)

参考文献

[1] 陈香美,王海燕.提高慢性肾脏病的知晓率、治疗率和控制率减轻对国民健康的危害[J].中华内科杂志,2006(06):441-442.

[2] 李世军.肾炎性水肿[J].肾脏病与透析肾移植杂志,2003(04):367-370.

[3] 张波.肾病性水肿发病机制的新认识[J].肾脏病与透析肾移植杂志,2003(03):268-271.

[4] 黎磊石,刘志红.中国肾脏病学[M].北京:人民军医出版社.2008.

[5] 高燕,张海松.血尿的常见原因及鉴别[J].临床荟萃,2016,31(06):683.

[6] 顾鹏.促红细胞生成素治疗肾性贫血的研究进展[J].白求恩军医学院学报,2011,9(04):296-297.

[7] 王海烨,彭卫华.尿毒症性皮肤瘙痒症的中西医诊治进展[J].中国中西医结合肾病杂志,2012,13(12):1126-1128.

第五节　养成良好的就医习惯

近年来,慢性肾脏病的发病率有上升的趋势,生活方式不健康、工作压力大、环境污染等均是肾脏病发病的危险因素。慢性肾脏病是常见病、多发病,其治疗也是一个长期过程,患者需要高度重视,杨霓芝建议肾病患者要养成良好的就医习惯,以控制病情或延缓病情进展,获得高品质生活。建议如下:

一、充分了解病情

肾病患者应了解自己的病情、用药,关注自己的健康状态,并把健康意识真正落实到日常的行动中去。另外,要细心观察身体出现的不适症状,及时发现肾脏病恶化或进展的信号,如:蛋白尿、血尿、浮肿、血压高、腰酸痛、乏力、尿量异常等。出现其他如恶心呕吐、贫血、难以缓解的疲劳、骨痛、顽固性皮肤瘙痒等,要考虑有无疾病进展的可能,及时就医。

二、定期检验检查

肾病早期可完全没有症状或者症状较轻,因此,早期的体检筛查非常重要。尿液是肾脏的一面镜子,尿检也是最方便的检查方法。定期进行尿液检查、肾功能检查、肾脏 B 超检查,可以及时识别慢性肾病的进展,并采取相应的治疗措施。

三、及时就诊

部分肾病患者由于缺乏肾脏病相关知识、存在侥幸心理或由于经济状况不佳等原因,无定期复诊,病情越拖越重,从而错过了治疗疾病效果最好的时机。因此,及时就诊是很重要的,不能因为各种因素而轻视疾病带来的危害,应做到早就诊、早治疗,延缓肾脏疾病进展。

四、正规治疗

肾病患者得病后,会经历一个沮丧、绝望的心理历程,在这个过程中,形形色色的夸大临床疗效、缺乏科学依据的医疗广告吸引着患者的眼球,很多患者心存侥幸,期望通过这些治疗手段或产品重返健康,但往往效果不理想。

肾病患者切忌道听途说乱投医,或随意到药店买药自行服用,更不应该在诊断未明的情况下到处寻找偏方秘方。

慢性肾脏病需要长期的治疗,建议病友到正规医疗机构的肾病专科就医检查,减少误诊误治。另外,不要因为一两周或一两个月内见不到疗效就动摇信心应坚持治疗。

五、建立充分信任

肾病患者要信任医生,充分配合医生,遵照医嘱治疗,建立良好的医患关系。疾病的诊疗是专业性行为,一般患者很难对病情了解透彻,对治疗完全把握。医生作为专业人员,除了专业知识外,还有丰富的临床实践经验。因此在就诊时,肾病患者只需要准确陈述自己的情况,回答医生的问题就好,与医生建立充分信任有利于疾病的诊治和康复。

六、积极配合治疗

医生在门诊给每位肾病患者看病的时间有限,为了提高看病质量,肾病患者可提前做好有关准备。就诊时主动告知医生现在的主要症状、既往患病的情况、过敏史、家族人员患病情况等等。提前准备好看病、住院、检查的结果,把正在用的药物名称、用法用量写在一张纸上;复诊开药的患者,写明此次要开的药物及数量。

女性肾病患者,因为需要做尿液检查,月经期及其前后3天内尿液检查不准确,故应避开月经期就诊。另外,患者就医时,要避免"粉饰"病情,女性患者化妆就诊会影响医生的正常"视诊",而部分患者因为自卑或怕受到歧视就隐瞒其他病情,从而影响医生的正确判断。

在就诊时,配合医生完成相关检查,不仅有利于提高就诊的效率与质量,也利于疾病的治疗与康复。

七、严格遵嘱服药

肾病患者的药物治疗需要长期坚持,病友们需谨遵医嘱进行服药,切勿自行购药、换药、随意停服或漏服、加大或减小剂量。对于特殊用药,如激素类药物,要求肾病患者早晨一次性服用,有利于药物发挥最佳效果。

肾病患者在看其他疾病时,要告诉主诊医生自己患有肾病,也要遵医嘱按时复诊、身体不适时随诊。

慢性肾脏病治疗常需要较长时间(数月到数年),因此患者应耐心,定期复诊,严格遵医嘱服药,以便医生及时发现病情变化,及时调整治疗方案。

八、保存病历资料

肾病患者需要长期的治疗,既往的治疗情况、身体情况、疾病情况、药物反应情况都对目前的诊断和治疗有重要的参考价值。每次病历记录、检查结果都是疾病真实情况的记录,是病史的一个重要环节,患者的门诊病历、各种检查结果都需要妥善保管。

肾病患者需要养成保存病历和资料的好习惯。肾病患者既往就诊的很多重要信息,在专业医生那里是非常重要的,具有非常重要的参考价值。即使换到其他医生那里就医,看到这些系统、完整的病历,医生也会对患者病情的变化过程心里有数,给出的诊断治疗方案也会更准确合理。

九、自我疗效观察

临床上多数肾病治疗起效较慢,因此很多病友容易动摇信心,而治疗是一个长期坚持的过程,服用的药物也需要按照医生的医嘱增减药物剂量,在治疗过程中,细心观察自己身体的变化,记录出现的症状,才能在就诊的过程中提供有效的信息给主诊医师,有利于医生对病情的准确判断,合理诊治。

总之,慢性肾脏病的治疗及调护是一个长期的过程,养成良好的就医习惯,对保护肾功能,延缓疾病进程尤为重要。

(林静霞　戴玉韵　彭　鹿)

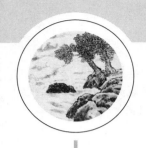

第四章
常见肾脏保健食物介绍

第一节　肾病患者的饮食原则

　　肾病患者饮食应该清淡,忌辛辣刺激性食物,控制盐的摄入量。当肾功能下降,需限制蛋白入量,其中优质蛋白要占总蛋白的 60%~70%,保证摄入充足的热量。人体热量主要的来源就是糖类,肾功能不全的患者要在保证身体有充足热量的同时减少植物蛋白质的摄入,提高优质蛋白的比例,推荐食用麦淀粉饮食,如:小麦淀粉、大米淀粉、藕粉和玉米粉等,也可以选用含热量高、蛋白少的食物来代替部分谷类,如:马铃薯、白薯、芋头、山药、南瓜等。动物蛋白如肉、蛋、奶等属于优质蛋白,有利于保护肾脏。而相对于猪肉、羊肉、牛肉等红肉,鱼肉、鸡肉等白肉更适合肾病患者。慢性肾功能不全患者提倡低磷、低钾饮食,含磷高的食物尽量少食,如动物内脏、全麦片、鲜奶、坚果、蔬菜中如香菇、金针菇等。蛋黄含磷高,尽量不吃蛋黄。烹调鱼和瘦肉时,可先用水煮一下,再捞出热炒,以降低鱼肉中的含磷量。尿毒症高血钾者忌食高钾食品,如:香蕉、柑橘、土豆、西红柿、南瓜、茶叶、酱油、味精;血钾低的患者相反。另外,钾溶于水,所以在吃含钾高的食物之前,可以用水浸泡或是开水烫过后再烹饪,可以去除大概 60% 的钾。对于高尿酸血症患者应低嘌呤饮食,嘌呤高的食物如动物内脏、啤酒、海鲜、老火汤等食物尽量不要食用。肾病患者严格按照肾病的总体饮食原则进行选择性食物摄入,有利于疾病的控制,有助于延缓肾功能衰竭的进展。

第二节　常见肾脏保健食物

一、山药

山药是薯蓣科植物山药的块茎,又称薯蓣、土薯、淮山、怀山药、白山药,是一种很常用的中药,也是一种常食的菜肴。味甘,性温、平,归脾、肺、肾经。李时珍的《本草纲目》提到山药能"益肾气、健脾胃、止泄泻、化痰涎、润皮毛。"《神农本草经》言其"主伤中,补虚羸。除寒热邪气,补中,益气力,长肌肉。久服耳目聪明,轻身,不饥,延年。"山药具有健脾补肺、益胃补肾、固肾益精、聪耳明目、助五脏、强筋骨、长志安神、延年益寿的作用,脾虚腹泻、肺虚咳嗽、肾虚梦遗、糖尿病消渴、小便短频、妇女带下及消化不良的慢性肠炎等患者宜多食用。

山药在中国已有 3 000 多年的食用历史了,是人类食用最早的植物之一。人类所需的 18 种氨基酸中,山药中含有 16 种,其中 7 种为人体必需氨基酸。山药是山中之药、食中之药,不仅可做成保健食品,而且具有调理疾病的药用价值,因为其含有丰富的黏多糖、淀粉酶、黏蛋白、皂苷、游离氨基酸、多酚氧化酶等物质,具有滋补作用,可以强健机体、滋肾益精。山药的黏多糖可刺激和调节人体免疫系统,具有抗病毒、抗肿瘤、抗衰老的作用。山药还有抗氧化、降血糖、降血脂、调节血压的作用。气阴亏虚型糖尿病肾病的治疗应以参芪地黄汤益气养阴,而脾肾气(阳)虚型治以金匮肾气丸健脾温肾,临证往往根据药理作用加减应用山药,可以减缓糖尿病肾病的进展。淀粉酶可以促进胃肠消化,补脾胃,同时黏液所特有的黏稠质地可以对胃壁形成保护,减轻胃黏膜的压力,有利于胃部的保护。山药特殊的黏蛋白对人体的心血管有保护作用,能防止脂肪沉积在心血管上,保持血管的弹性,预防动脉粥样硬化。

饮食宜忌:经常结合用枸杞子、桑椹等这些药食同源的中药材煮成茶或汤饮用,可补肾强身,增强抵抗力,可以起到较好的保健养生功效。适宜腹胀、脾胃虚弱、慢性肾炎患者、长期腹泻者。糖尿病者不可一次过量进食,食用量较大时应适当减少主食的量。

二、黑豆

黑豆为豆科植物大豆的黑色种子。五脏中的肾和五谷中的豆类有着很特殊的关系,豆类食物大都对肾脏有补益作用。黑豆味甘、性平、微寒,无毒,归脾、肾经。《本草纲目》说:"黑豆入肾功多,故能治水、消胀、下气、制风热而活血解毒。"《延年秘录》载:"服食黑豆,令人长肌肤,益颜色,填精髓,加气力。"《本草拾遗》言其:"主风痹,瘫痪、口噤、产后诸风。"中医理论认为,豆类乃肾之谷,黑色属水,水走肾。具有补肾益阴、健脾利湿、活血祛风、清热解毒、滋阴养血、补虚乌发的功效,水肿、肾虚者宜多食用。

黑豆具有高蛋白、低热量的特性,蛋白质含量高达 45% 以上,易于消化,对于满足人体对蛋白质的需要具有重要意义。其中优质蛋白居各种豆类之首,有"豆中之王"的美誉。与蛋白质丰富的肉类相比,其蛋白质含量相当于肉类的 2 倍、鸡蛋的 3 倍、牛奶的 12 倍,因此又被誉为"植物蛋白肉"。脂肪含量16%,主要含不饱和脂肪酸,吸收率高达 95%,除满足人体对脂肪的需要外,还有降低血液中胆固醇的作用。黑豆还含有丰富的维生素、黑色素、微量元素及卵磷脂等物质,其中维生素 B 和维生素 E 含量很高,具有营养保健作用。其粗纤维含量高,可促进肠胃蠕动,达到预防便秘的效果。

现代药理学认为,黑豆可以降低人体血胆固醇含量、清除自由基、调理、治疗血脂升高、免疫调节功能、防癌、调节体液平衡、抗疲劳等。黑豆是补肾首选的优良食材,对于肾虚之人,常食黑豆能消肿下气,活血利水,补肾益阴,补血安神,明目健脾,对身体大有裨益。而且,黑豆中的异黄酮能有效抑制乳腺癌、前列腺癌和结肠癌,对防治中老年骨质疏松很有帮助。

饮食宜忌:适宜脾虚水肿、肾虚耳聋、腰痛、腰膝酸软、白带频多、小儿夜间遗尿者食用。黑豆不要与蜂蜜、红糖、鸡蛋同时食用。黑豆的食用方法有多种,建议平时食用黑豆时最好煮食或做成豆浆、豆腐等豆制品后再食用。另外,豆类含嘌呤高,会造成尿酸代谢障碍,所以痛风患者不宜过多食用黑豆。

三、韭菜

韭菜是百合科植物韭菜的茎叶,味辛,性温,具有补肾温阳、益肝健胃、行气理血、润肠通便的功效,肾虚阳痿、胃寒腹痛、噎嗝反胃、胸痹疼痛、痈疮肿毒者宜多食用。《本草拾遗》载:"温中下气,补虚,调和腑脏,令人能食,益阳,止泄白脓、腹冷痛,并煮食之。叶及根生捣绞汁服,解药毒,疗狂狗咬人欲发者;亦杀诸蛇、虺、蝎、恶虫毒。"《本草纲目》说"正月葱,二月韭",春天是吃韭菜的最好时节,能养肝升阳,提高人体免疫力。初春时节的韭菜品质最佳,晚秋次之,夏季最差,有"春食则香,夏食则臭"之说。

韭菜的主要营养成分有维生素 C、维生素 B_1、维生素 B_2、尼克酸、胡萝卜素、碳水化合物及矿物质。还含有大量的粗纤维,每 100g 韭菜含 1.5g 纤维素,比大葱和芹菜都高,可以促进胃肠蠕动,可有效预防便秘和肠癌的发生,对于一些脾胃虚寒或肾阳虚弱的便秘者来说,可以起到通大便的效果,所以,韭菜还有"洗肠草"之称。同时,又能减少对胆固醇的吸收,起到预防和治疗动脉硬化、冠心病等疾病的作用。其所含的挥发油及含硫化合物,散发独特的辛香气味,具有促进食欲、杀菌消炎和降低血脂的作用。

此外,在中医里,韭菜有一个很响亮的名字,叫"起阳草",因为它有温补肝肾,助阳固精,理气降逆,散瘀解毒的作用,用于肾阳虚衰、阳痿遗精、遗尿、反胃呕吐、消渴、衄血、吐血、尿血、痔疮以及跌打损伤等症,都有相当的缓解作用。

饮食宜忌:适宜脾肾阳虚的患者食用,可以起到补肾温阳、健胃行气、助消化的效果。《本草纲目》还记载:"韭菜多食则神昏目暗,酒后尤忌。"韭菜的粗纤维较多,不易消化吸收,故一次不应吃得太多,最好控制在一顿 100~200g,不能超过 400g。韭菜偏热性,多食会"上火",有阳亢、口舌生疮、咽干喉痛及手脚心发热、盗汗等阴虚内热症状及患有眼疾者不宜食用。另外,隔夜的熟韭菜也不宜吃。韭菜不能与菠菜、牛肉、牛奶、蜂蜜同食。

四、木耳

黑木耳是木耳科真菌木耳、毛木耳及皱木耳的子实体,又名黑菜、桑耳、木菌、树鸡、木蛾、木茸,因形似耳,加之其颜色黑褐色而得名。味甘,性平,入胃、大肠经。明代李时珍《本草纲目》记载黑木耳"益气不饥,轻身强志,断谷治痔",具有凉血活血、益气养血、补肾强身、润肺、润肠、润燥等功效,气虚或血热所致腹泻、崩漏、尿血、齿龈疼痛、脱肛、便血者宜多食用。中医学认为,黑色入肾,具有养肾强身的功效。

黑木耳是著名的山珍,是质优味美的胶质食用菌和药用菌,营养丰富,可素可荤,可食可药,有"素中之荤"的美誉,在世界上被称为"中餐中的黑色瑰宝"。

木耳蛋白质的含量丰富,且富含多种维生素和矿物质,其中尤以铁的含量最为丰富,每 100g 干木耳含铁达 185mg,是猪肝的 7 倍,肉类的 100 倍,故被誉为食品中的"含铁冠军",是缺铁性贫血患者的佳品。

现代药理学研究表明木耳有抗凝血、抗血小板聚集、抗血栓、增强机体免疫力、降血脂、防辐射、抗衰老的作用。经常食用黑木耳,可养血驻颜,能令人肌肤红润,容光焕发,并可防治缺铁性贫血。黑木耳中的腺嘌呤核苷有显著的抑制血栓形成的作用,具有预防动脉粥样硬化的效果,因此,木耳还是中老年人的优良保健食品。黑木耳中所含成分具有抗肿瘤活性,对某些肿瘤具有一定的防治效果。木耳中的胶质可把残留在人体消化系统内的灰尘、杂质吸附集中起来排出体外,从而起到清胃涤肠的作用,对胆结石、肾结石、膀胱结石等内源性异物也有比较显著的化解功能。

　　饮食宜忌:黑木耳对于肾性贫血、肾结石、肾虚体弱的患者是很好的食物,腰腿酸软、肢体麻木、贫血、高血压、冠心病、脑血栓等患者宜多食用,食用时,最好选择干木耳。浸泡干木耳最好换两到三遍水,最大限度地去除有害物质。此外,黑木耳还有活血抗凝的作用,各种出血、如痔疮出血、血痢便血、小便淋血、妇女崩漏、月经过多以及眼底出血、肺结核咳嗽咯血患者等有出血性疾病的人不宜食用。木耳富含膳食纤维,因此容易腹泻、消化功能差及脾胃虚寒者均慎服。

五、桑葚

　　桑葚又称桑果、桑实、桑枣、葚子,是桑科植物桑树的果实,味甘、酸,性寒,入心、肝、肾经,为滋补强壮、养心益智的佳果。具有滋阴养血,补益肝肾,生津润肠的功效。《本草经疏》中提道:"桑椹,甘寒益血而除热,为凉血补血益阴之药。"主治精血亏损,须发早白,脱发,头晕眼花,耳鸣失聪,失眠多梦,神疲健忘,津伤口渴及消渴,肠燥便秘。肝肾阴血不足者,少年发白、病后体虚、习惯性便秘者宜多食用。

　　桑葚味甜带酸,清香可口,营养丰富,含有丰富的葡萄糖、果糖、蛋白质、脂类、醇类、苹果酸、琥珀酸、酒石酸、挥发油、芦丁、多种氨基酸、维生素以及锌、锰等多种微量元素,营养是苹果的 5~6 倍,葡萄的 4 倍。早在 2 000 多年前,桑葚已是中国皇帝御用的补品之一,因其具有天然生长、无任何污染的特点,所以桑葚又被称为"民间圣果"。

　　现代医学研究表明,桑葚含有丰富的功能性成分如芦丁、白藜芦醇、多糖、花青素,证实桑葚具有增强机体免疫力、改善贫血、降低血糖、降低血脂、防止血管硬化、清除体内自由基、预防疾病、延缓衰老等多种功效,被医学界誉为"21 世纪的最佳保健果品"。临床上,桑葚对斑秃和慢性特发性血小板减少性紫癜有很好的辅助治疗效果。常食桑葚可以明目,缓解眼睛疲劳干涩的症状,还有生津止渴、促进消化、帮助排便等作用,适量食用能促进胃液分泌,刺激肠蠕动及解除燥热。

　　饮食宜忌:鲜食桑葚以紫黑色的为补益上品,红色次之,青色者不宜食用。

一般成人适合食用,尤其是伴有肝肾阴血不足、头晕目眩、盗汗、津伤口渴、肠燥便秘、少年发白、病后体虚、体弱及过度用眼者更宜食用。因桑葚有滋阴生津润肠之力,故脾胃虚寒便溏者慎食。桑葚内含有鞣酸,会影响人体对铁、钙、锌等物质的吸收,所以儿童也不宜大量食用,因桑葚含糖量高,糖尿病患者不应过多食用。

六、黑芝麻

黑芝麻是胡麻科植物芝麻的黑色种子,又被称作胡麻子、脂麻,味甘,性平,归肝、肾、大肠经。中医认为,黑芝麻补益肝肾,养血益精,润肠通便,能柔嫩肌肤,润肤养颜,黑亮秀发。头晕眼花、须发早白、病后脱发、耳鸣耳聋、肠燥便秘者宜多食用。"一饭胡麻几度春",虽然只是个传说,但胡麻确实有健身延年的作用。芝麻有黑芝麻和白芝麻之分,榨油、日常食用多用白芝麻,药用多用黑芝麻。补肾强身,以黑芝麻为好,黑色入肾,是补肾妙品。

黑芝麻含有大量的脂肪和蛋白质,还有糖类、维生素 A、维生素 E、卵磷脂,和多种人体必需氨基酸,特别是铁的含量极高,黑芝麻是高钙、高铁、高锌食物,钙含量仅次于虾皮。脑力工作者应多吃黑芝麻,常吃黑芝麻有健脑益智、延年益寿的作用。

芝麻古时在《神农本草经》中已被列为上品药,现代药理研究表明黑芝麻的有效成分为芝麻素、黑芝麻油等,具有较大的药用价值如调节血脂、降压、抗炎、抗肿瘤、促肾上腺素作用、保护肝脏、抗衰老、调节免疫、降血糖等。黑芝麻的芝麻素具有保护和改善肾功能的作用,特别适合合并高血压高血脂的患者。

饮食宜忌:尤其适宜眩晕、眼花、视物不清、腰酸腿软、耳鸣耳聋、发枯发落、头发早白之人食用,另外,也适宜产后乳汁不足、身体虚弱、贫血、高脂血症、高血压、糖尿病、老年哮喘、肺结核、荨麻疹,习惯性便秘、血小板减少性紫癜、痔疮者食用。服用宜炒熟后用,黑芝麻润肠通便同时偶可引起腹泻,脾弱便溏者不宜食用。

七、核桃

核桃,又称为胡桃或羌桃,是胡桃科植物胡桃的种仁。核桃味甘、涩,性平、温,入肾、肺、大肠经;《本草纲目》载核桃能"令人肥健,润肌,黑须发,多食利小便,去五痔",具有补肾固精,温肺定喘,润肠通便的功效;肾虚喘嗽,腰痛脚软,尿频,遗尿,阳痿,遗精,石淋,小便不利者宜多食用。

核桃仁含有丰富的营养素,每 100g 含蛋白质 15~20g,86% 的脂肪是不饱和脂肪酸,并含有人体必需的钙、磷、铁等多种微量元素和矿物质,以及胡萝卜素、维生素 B_2 等多种维生素。每天吃 3~5 个核桃,对人体有很好的保健作用。古代长寿的帝王和妃嫔习惯吃核桃进行保健,所以,核桃还享有"万岁子""长寿果""养生之宝"的美称。

现代药理研究发现,核桃仁不含有胆固醇,而且油酸和亚油酸可以减少肠道对胆固醇的吸收和促进胆固醇的降解与清除,所以亚麻酸具有降血脂、降血压、抗心律失常、抗血栓、抗动脉硬化等作用。核桃仁内多酚类物质可有效治疗及预防前列腺癌及降低心血管疾病发生的概率,核桃蛋白经酶解后的多肽类物质和核桃油脂是具有较强抗氧化活性的物质,能清除体内自由基、延缓衰老、美容美肤。核桃仁富含的多元不饱和脂肪酸是形成脑细胞膜的重要物质,素有天然脑黄金的称号,又因形似人的大脑,所以核桃被形象地称为"益智果",李时珍说核桃能"补肾通脑,有益智慧",所以,核桃也是肾之果,适合肾虚者食用,尤其对肾虚引起的腰膝冷痛、遗精、尿频、女性崩漏、失眠有很好的辅助作用。

饮食宜忌:核桃可生嚼食,或熟食,煲汤等,生食营养成分不会流失,当零食生食是很好的选择。核桃仁表面的褐色薄皮,也含有很好的营养成分,吃时最好不要去掉。核桃仁有通便作用,但核桃外壳煮水却可治疗腹泻。吃核桃比较容易上火,且含有较多脂肪,多食会影响消化甚至腹泻,因此,痰火积热,阴虚火旺,吐血、咯血、鼻出血以及大便溏泄者少食或慎食。

八、芡实

芡实,形如鸡头,又名鸡头米、鸡头实,是睡莲科植物芡的成熟种仁,味甘,性平,入脾、肾、胃经;具有益肾固精,滋补强壮,补中益气,补脾止泻,祛湿止带,开胃消食,助气培元之功效,有"水中人参"和"水中桂圆"的美誉,是传统的中药材和珍贵的天然补品;梦遗,滑精,遗尿,尿频,脾虚久泻,带下病者宜多食用。《本草纲目》记载:"芡实,止渴益肾。"《神农本草经》将芡实列为上品,称其"主治湿痹,腰脊膝痛,补中。除暴疾,益精气,强志,令耳目聪明,久服轻身不饥。"

芡实含有丰富的淀粉,另外,还含蛋白质、脂肪、碳水化合物、粗纤维、钙、磷、铁等。其中,芡实蛋白质氨基酸种类齐全,配比合理,8 种必需氨基酸含量高于大豆、牛奶。

现代研究发现,芡实含有抗氧化剂和糖脂类物质,有抗肿瘤、提高机体免疫力、降血糖、有益于恢复心血管的弹性。孙思邈的《备急千金要方》说芡实是"婴儿食之不老,老人食之延年",可能与芡实的抗氧化作用有关。《本草求真》载:"惟其味涩固肾,故能闭气,而使遗、带、小便不禁皆愈。"芡实在益肾固精方面有奇效,根据杨霓芝经验,芡实常与石韦结合治疗慢性肾炎蛋白尿,有开阖既济之用,妙在泄浊不伤肾,又可涩精而不恋邪。

饮食宜忌:生芡实以补肾为主,而炒芡实以健脾开胃为主,需注意的是,"生食过多,动风冷气,熟食过多,不益脾胃,兼难消化,小儿多食,令不长。"无论生食还是熟食,一次都不要食之过多。芡实固涩收敛,平时大小便不利、食滞不化、阴虚火旺、手心发热、尿赤、妇女产后及婴儿不宜食用。

九、薏苡仁

薏苡仁为禾本科薏苡的种仁,又叫薏仁、薏米、苡米、苡仁、米仁、起实。味甘、淡,性微寒,入脾、肺、肾经,具有利水消肿、健脾去湿、舒筋除痹、清热排脓等功效。《食物本草》记载薏苡仁"主筋急拘挛,不可屈伸,久风湿痹,下气,久服,轻身益气,除筋骨中邪气不仁,利肠胃,消水肿,令人能食。"

薏苡仁含蛋白质16.2%,脂肪4.6%,糖类79.2%。另外,薏苡仁中还有薏苡仁脂、薏苡仁油、三萜化合物和各类氨基酸。由于薏苡仁的营养价值很高,被誉为"世界禾本科植物之王",在欧洲它被称为"生命健康之禾"。

薏苡仁是常用的中药,又是普遍常吃的食物,是中国传统的食品之一。中医认为夏季热而多雨,湿气较重,加上现代人少动、多吃、饮酒、熬夜、压力大、吹空调,又喜冷饮、甜食、油腻等食物,这些不良的生活方式使现代人易脾虚湿重,往往出现头昏头重、四肢酸懒、没有食欲等症。而脾脏能运化水湿,只有脾胃阳气振奋,才能有效抵抗湿邪的侵袭,因此夏天用薏苡仁煮粥,有很好的消暑健身的功效。冬天用薏苡仁炖猪脚、排骨和鸡,是一种滋补食品。薏苡仁作为药食两用的祛湿、健脾佳品,已成为现代家庭中不可缺少的谷类食品,可做成粥、饭、各种食品供人们食用,尤其对老弱病者更为适宜。

饮食宜忌:生薏苡仁性偏寒凉,长于利水渗湿、清热排脓、除痹止痛,炒薏苡仁性偏平和,长于健脾止泻。一般人群均可食用,对于急慢性肾炎水肿有很好的效果,杨霓芝指出肾病水肿出现皮水的正治方为防己茯苓汤,薏苡仁是要药之一,可以加强渗湿之功。脾虚无湿、汗少、津液不足、大便燥结、滑精、小便多者及孕妇慎服。本品力缓,宜多服久服,多服需在医生指导下进行。生薏苡仁性寒,不适合长期大量食用,一般不要超过一周。长期大量单独食用,会导致肾阳虚,体质下降,抵抗力降低,严重会导致不育不孕。

十、海参

海参是刺参科动物刺参、绿刺参、花刺参的全体,又名刺参、海鼠、海地瓜,《本草纲目拾遗》载:"海参性温补,足敌人参,故名海参;味甘咸,补肾经,益精髓,消痰涎,摄小便,壮阳疗痿,杀疮虫。"精血亏损,虚弱劳怯,阳痿,小便频数,肠燥便秘,肺虚咳嗽咯血等宜多食用。另外,海参还具有提高记忆力、延缓性腺衰老、防止动脉硬化、预防糖尿病以及抗肿瘤等作用。

海参中的天然营养成分高达 50 多种,蛋白质含量高达 55% 以上,含有 18 种以上人体所需氨基酸,其中 8 种是人体必需氨基酸,还含有多种微量元素、维生素及生物活性物质等大量的营养物质,其中酸性黏多糖、软骨素、锰及牛磺酸等都对人体延缓衰老有独特的功能。因此,海参又称为"长寿之神"。

海参肉质软嫩,营养丰富,是典型的高蛋白、低脂肪食物,滋味腴美,风味高雅,是久负盛名的名馔佳肴,同人参、燕窝、鱼翅齐名,是世界八大珍品之一。海参不仅是珍贵的食品,也有很好的药效作用,因为海参含有甾醇、多糖、海参皂苷、脂肪酸、酶、多肽等多种生物活性成分,具有增加免疫力、抗肿瘤、抗凝血、提高免疫力、镇痛、抗真菌等作用,中医临床将其用于治疗肿瘤、再生障碍性贫血、慢性肾炎、高血压等常见病。海参中含有的精氨酸最丰富,适当进食海参,可起到固本培元、补肾益精的效果。

饮食宜忌:肾阳不足、阳痿遗精、小便频数、虚劳羸弱、气血不足、营养不良、病后产后体虚、高血压、高脂血症、冠心病、动脉硬化、肝炎、肾炎、糖尿病者适宜食用。脾虚不运、外邪未尽、咳嗽气喘、急性肠炎、菌痢及大便溏薄者不宜食用。海参可以补肾、养血,营养和食疗价值非常高,但在制作上不能放醋,因为酸性环境会让海参的胶原蛋白空间结构发生变化、蛋白质分子出现不同程度的凝集和紧缩。另外,应避免与柿子先后食用,会影响蛋白质的消化吸收,导致腹痛、恶心。

（林静霞　刘敏华）

参考文献

[1] 刘旭生 . 肾气足　百病除 [M]. 广州:羊城晚报出版社 .2014.

[2] 薛娜,林洪生 . 免疫编辑理论与中医药抗肿瘤免疫 [J]. 中医杂志,2012,53(21):1801-1804.

[3] 侯海晶,杨霓芝 . 杨霓芝治疗糖尿病肾病的经验 [J]. 湖北中医杂志,2012,34(07):24-25.

［4］洪迪清,王世清.黑豆的研究进展[J].中国药业,2008(10):80.

［5］张才擎.黑木耳药用研究的进展[J].中国中医药科技,2001(05):339-340.

［6］尹艳,王金环,王若晖,等.桑椹三仙胶对慢性特发性血小板减少性紫癜患者B淋巴细胞表达共刺激分子的影响[J].中医药信息,2010,27(06):60-62.

［7］杜少陵,杨解人,张俊秀,等.芝麻素对自发性高血压大鼠肾病的保护作用[J].中国临床药理学与治疗学,2012,17(05):502-507.

［8］王丽娟,林文秋,包崑,等.杨霓芝教授用益气活血法治疗慢性肾炎蛋白尿的经验[J].中国中西医结合肾病杂志,2017,18(08):665-667.

［9］蓝茂科,杨霓芝,陈建锋,等.杨霓芝教授运用经方思维辨治肾性水肿临床经验[J].四川中医,2018,36(12):3-5.

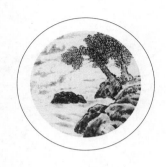

第二部分
肾脏病防治要点

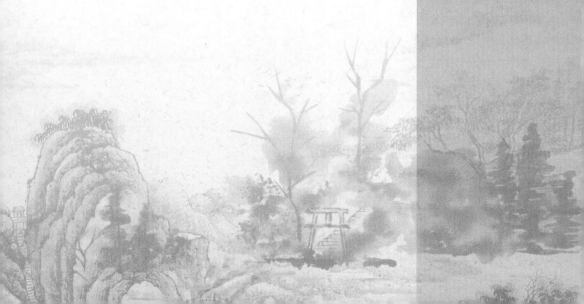

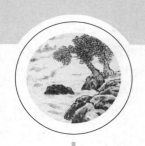

第一章
慢性肾小球肾炎

慢性肾小球肾炎,简称慢性肾炎,是指原发性肾小球疾病中因多种肾脏病理损害所致的以水肿、高血压、蛋白尿、血尿及管型尿等为主要表现并呈慢性病程的一组肾小球疾病。大多数慢性肾炎的病因目前尚不清楚,少数因急性链球菌感染后肾炎迁延不愈,转为慢性肾炎。慢性肾炎的肾脏病理可表现为双侧肾小球弥漫性或局灶性的病理改变,临床上有些以肾脏病理改变命名的原发性肾小球疾病,如 IgA 肾病、系膜增生性肾炎、局灶节段性肾小球硬化等,都属于慢性肾小球肾炎的范畴。因此,慢性肾炎并不是一个独立的疾病,而是由多种病理类型组成的、病因不明、原发于肾小球的一组疾病。本病多见于青壮年,男性多于女性,具有进行性进展的倾向,随疾病进展,可出现健存肾单位减少,纤维组织增生,双肾萎缩,最后导致肾衰竭。

一、临床表现

慢性肾炎可发生于任何年龄,多数起病缓慢、隐匿。临床表现呈多样性,蛋白尿、血尿、高血压、水肿为其基本临床表现,可有不同程度肾功能减退,病情时轻时重、迁延,渐进性发展为慢性肾衰竭。

早期患者可有乏力、疲倦、腰部疼痛、纳差;水肿可有可无,一般不严重。有的患者可无明显临床症状。实验室检查多为轻度尿液化验异常,尿蛋白常在 1~3g/d,尿沉渣镜检红细胞可增多,可见管型。血压可正常或轻度升高。肾功能正常或轻度受损,这种情况可持续数年,甚至数十年。肾功能逐渐恶化并出现相应的临床表现(如贫血、血压升高等),进入尿毒症。如血压控制不好,肾功能恶化较快,预后较差。另外,部分患者因感染、劳累呈急性发作,或用肾毒性药物后病情急骤恶化,经及时去除诱因和适当治疗后病情可一定程度缓解,但也可能由此而进入不可逆慢性肾衰竭。多数慢性肾炎患者肾功能呈慢性渐进性损害,病理类型为决定肾功能进展快慢的重要因素(如系膜毛细血管性肾小球肾炎进展较快,膜性肾病进展常较慢),但也与是否合理治疗和认真保养等相关。

慢性肾炎临床表现呈多样性,个体间差异较大,故要特别注意因某一表现突出,而易造成误诊,患者应该于正规医院随诊和治疗。对于慢性肾小球肾炎患者而言,一定要养成自我管理的习惯,规律复诊,监测血压,定期检查尿常规及肾功能,关注病情的变化。

二、早期识别

在我国终末期肾衰竭接受替代治疗(肾移植、血液透析、腹膜透析)的患者中,慢性肾小球肾炎仍是排在首位的原发疾病。由于本病大多数起病隐匿,很多患者在日常生活中并没有不适表现,疾病在很长一段时间都可能被忽略,当体检时发现为蛋白尿、血尿,甚至部分患者因水肿、头痛等不适就诊时,生化检查肾功能损害可能已达到透析指征,失去了早期治疗的机会。

因此,定期检查尿常规及测量血压可以帮助早期发现蛋白尿、血尿,并了解血压情况。如果平时发现有肉眼血尿、尿中泡沫多,或有腰痛、双下肢浮肿、血压升高、明显疲倦乏力等任何一种表现时,应及时就医,到医院完善尿常规和肾功能、肾脏超声检查,如尿检提示蛋白尿、血尿,或尿红细胞位相(相差显微镜)检查见到以畸形红细胞为主,或尿检异常的同时伴有血压升高,或尿检异常伴有肾功能损伤,均应考虑到有慢性肾小球肾炎的可能性,需要进一步到肾病专科就诊,完善相关检验检查,早期明确诊断及治疗方案。其中,肾脏组织病理检查是诊断病理类型、指导治疗和判定预后的主要依据,有指征并有条件行肾穿刺病理检查可以辅助临床医生进一步明确肾脏病变的具体病理类型,帮助患者了解病情。

三、保健要点

对慢性肾炎患者而言,正确认识疾病规律,了解影响疾病进展的危险因素,并在专科医生指导下,积极配合及接受治疗,对患者病情控制及生活质量的提高而言至关重要。为尽可能地保护肾功能,延缓肾损害,杨霓芝提出慢性肾炎的保健要点为:控制危险因素,学会自我管理和自我监测,积极治疗。

（一）控制危险因素

1. 预防感染 慢性肾小球肾炎常因感染(如急性上呼吸道感染、肺部感染等)导致病情反复或加重。因此,慢性肾炎患者在日常生活保健中,应注意避免风寒邪气外侵,注意保暖,劳逸结合,注意休息,避免劳累,保持心情舒畅,避免感冒、感染等的发生。

2. 控制血压 慢性肾小球肾炎患者常有血压升高的表现,血压升高使肾小球灌注压增加,血管硬化,加重肾脏负担,长期会影响肾脏功能。因此,杨霓芝建议应结合蛋白尿的情况,坚持服药,控制血压至理想的靶目标水平。

3. 控制蛋白尿 蛋白尿是慢性肾炎进展的独立危险因素,积极控制蛋白尿,对延缓病情进展至关重要。临床上,杨霓芝结合现代医学手段,根据患者的临床表现、蛋白尿的程度、肾脏病理等,并结合患者自身具体情况,以中医中药治疗为主,必要时适当地选择应用血管紧张素转换酶抑制剂、免疫抑制剂等不同方案,嘱咐患者坚持服药,遵从医嘱,定期随访。

（二）加强自我管理和自我监测

慢性肾小球肾炎可表现为血尿、蛋白尿、高血压和水肿等。其中,高血压和蛋白尿是影响预后的关键因素。一般认为,如果患者 24 小时尿蛋白定量小于 1g,血压应控制在 130/80mmHg 以下;如果 24 小时尿蛋白定量大于(或等于)1g,血压应控制在 125/75mmHg 以下。因此,杨霓芝提倡患者应加强自我管理,学会对病情进行自我监测。如合并有血压升高、水肿的患者,应严格控制食用盐的摄入,并在日常生活中坚持使用盐勺等工具加以量化。另外,水肿的患者应监测每天水的摄入量及尿量,测量体重的变化情况,血压升高或者波动较大的患者应记录一天中从早晨到中午,再到晚上,安静状态下三个时间段血压的情况。对已经出现肾功能损伤的患者,应了解蛋白类食物的种类,并在日常生活中控制蛋白质类食物的摄入量。同时,养成定期监测肾功能、血常规的习惯。

（三）规范治疗

1. 正确遵医嘱使用利尿剂 在使用利尿剂期间,应详细记录每天尿量变化,并注意定期到医院抽血检查电解质情况。在使用利尿剂期间,应该密切监测血压的变化,避免因过度利尿导致机体血容量不足,引起低血压,加重肾脏的损伤。

2. 规范服用降血压药物 血压和慢性肾炎的进展密切相关,因此积极遵

第一章 慢性肾小球肾炎

从医嘱,规律服药,争取达到靶目标值。对于老年患者或合并慢性脑卒中的患者,应该个体化地制订降压目标,以降至 140/90mmHg 为宜。在调整降压药物期间,应在医生指导下用药,做好每天的血压记录,规律随诊。

3. 正确认识疾病,遵从医嘱 在慢性肾炎的就诊过程中,医生可能建议有些患者做肾穿刺病理活检术,进一步明确病理,更好地判断病情、预后及指导治疗。有些患者对肾穿刺病理活检术充满恐惧,担心术后留下后遗症,这种过度的担心没有必要,肾穿刺活检术是肾病专科常规的一个操作,远期对患者没有不好的影响,但因为是有创的检查,所以医生会充分地评估和告知,在有穿刺指征时应该积极地配合医生,这样更有利于治疗。而有些慢性肾炎患者蛋白尿较多,会被医生建议使用激素或免疫抑制剂。考虑到糖皮质激素有感染、骨质疏松、痤疮、满月脸等诸多的副作用,免疫抑制剂有抵抗力下降、骨髓抑制、肝脏损伤等副作用,这两类药被许多慢性肾炎患者视为"虎狼之药",因而拒绝使用。对此,杨霓芝认为:"任何药物都是一把双刃剑,只有严格把握适应证,科学掌握服药方法和注意事项,才是对待这些药物比较科学和客观的态度。"因此,对慢性肾炎临床表现为蛋白尿增多、病理类型表现为微小病变、膜性肾病或病理上肾间质急性炎症病变、系膜增生病变、纤维素样坏死等活动性表现时,应在专科医生的建议下规范使用糖皮质激素或免疫抑制剂,同时密切监测副作用的发生,定期随诊。

四、饮食宜忌

1. 钠盐的限制 对有水肿和高血压的慢性肾炎患者,应限制食盐摄入,每日食盐量以 3~5g 为宜,重度水肿者控制在每日食盐量 1~2g。待水肿消退,盐量应逐渐增加,过分限制钠盐,患者易引起电解质紊乱。对于有肾功能损伤的患者,避免使用低钠盐,避免高钾血症的发生。

2. 水分的限制 对有水肿、甚至活动后气促等液体潴留表现或有液体潴留风险的患者,需要严格限制水的摄入,水的摄入量应限制在前一天的排出量(呕吐物、尿量、大便量)的基础上增加 400~500ml,在保证营养状态的前提下,让体重呈逐渐下降趋势。若尿量正常(每天尿量 1 500~2 500ml),无水肿气促的患者,则不必严格限制水分摄入。

3. 蛋白质的摄入 慢性肾炎有大量蛋白尿及低蛋白血症时,机体呈负氮平衡。如果患者肾功能正常,应进食生物价值较高的蛋白质如蛋类、乳类、肉类、黄豆及其制品等,但不宜过多,应以每天每千克体重约 1.5g 为宜(如一个体重 50kg 的患者,每天需要蛋白质总量为 65g,而同样重量的不同食物含蛋白质量不同,如 100g 鸡肉含蛋白质为 23.3g,100g 瘦猪肉含蛋白质为 16.7g,100g 鸡蛋含蛋白质为 14.7g,100g 黄豆含蛋白质为 36.3g,不同食物人体利用率也存在差异,因此,可以在生活中参照上述数值灵活搭配);但如果出现肾衰竭时应限制蛋白质摄入量,结合肾功能的具体情况,控制每天每千克体重约 0.6~0.8g 为宜,配合补充酮酸制剂或必需氨基酸,但与此同时,总热卡应保持在每天每千克体重 35kcal 保证足够能量摄入。

4. 少食辛辣、油腻、煎炸之品,忌烟酒 杨霓芝建议慢性肾炎患者宜清淡饮食,饮食有度,少食辛辣、油腻之品。其中,辛辣类食物包括葱、蒜、韭菜、生姜、酒、辣椒、花椒、胡椒、桂皮、八角、小茴香等,这类食物性多辛温宣散,会减弱治疗过程中凉血止血、滋阴润燥等类方药的功效,因此,对于阴虚及湿热内蕴的患者应避免食用。油腻、煎炸类食物多属湿热之品,过食这类食物会导致湿热内生,困阻脾胃之气,影响其运化功能,加之慢性肾炎患者多见脾肾虚损病情,过多食用可以加重脾胃之气的困阻,使得脾失健运,胃失受纳腐熟,脾胃运化失职,同时助长湿热邪气的内生。

吸烟是动脉粥样硬化的高危因素,对心、脑、肾血管都有潜在危害;饮酒过多则是肝硬化发生的常见病因,也容易导致高尿酸血症的发生,且酒精可能会影响药物的分解代谢;因此,慢性肾炎患者不宜吸烟喝酒。烟,属火热阳邪,性燥,易伤阴液;酒,其性热,气辛喜散,慢性肾炎患者多见气虚、气阴两虚之证,辛热太过则易耗血动气,不利于气虚或者气阴两虚病情,因此,慢性肾小球肾炎患者食用两者容易迫血妄行,不利于慢性肾炎患者病情的缓解和稳定。

5. 食疗药膳 "药食同源"是重要的中医药理论之一,中药之中有诸多药食两用之品,如当归、黄芪、百合、薏苡仁、茯苓等,《素问·五常政大论》记载,要维护身体健康,就需要合理饮食,注重搭配,力争做到"谷肉果菜,食养尽之,无使之过,保其正色"。慢性肾炎多属本虚标实,本虚者,脾肾亏虚为主,脾为后天之本,主运化饮食水谷及津液,为人体气血生化之源,饮食不当可以导致脾胃损耗,导致后天脾土损害,影响其运化功能,导致湿浊内生,水液内停;影响其升清固摄之用,则可见精微外泄之血尿、蛋白尿、眩晕等,因此,饮食因素与该疾病有着密切的关系,根据中医药理论对慢性肾小球肾炎患者进行合理的饮食调理对疾病的治疗和控制具有重要的作用。中医对疾病的认识强调"整体观念",根据疾病的不同表现"辨证治疗",结合临床常见证型,提出慢性肾炎患者应当辨证膳食,合理搭配,药膳协同,慢性肾炎患者可采用以下膳食辅助治疗:

（1）藕节汤

组成：藕节 150g。

用法：将藕节反复清洗干净，以水 500ml，用文火煮 20 分钟代茶饮用。

功效：化瘀止血。

适应证：适用于慢性肾炎具有血尿的患者。

（2）复方黄芪粥（全国著名老中医岳美中经验方）

组成：生黄芪 30g，生薏苡仁 30g，赤小豆15g，鸡内金(细末)9g，金橘饼 2 枚，糯米 30g。

用法：先以水 600ml，煮黄芪 20 分钟，捞去渣，次入薏苡仁、赤小豆，煮 30 分钟，再次入鸡内金与糯米，煮熟成粥，作一日量，分二次服之，食后嚼金橘饼一枚，每日服一剂。

功效：健脾开胃，利水消肿。

适应证：适用于肾阳肾气衰弱的慢性肾炎患者，作早晚餐食用。

（3）冬瓜赤豆粥

组成：冬瓜 50g，赤小豆 50g，粳米 50g。

用法：冬瓜洗净连皮切块，和赤小豆、粳米一起放入砂锅内，加水文火煎煮至小豆烂熟成粥即可，早晚服食。

功效：利水消肿。

适应证：适用于慢性肾炎具有水肿的患者，表现为颜面及双下肢浮肿，尿少。如重度浮肿患者应严格控制液体入量，保证每天尿量大于摄入水量。

五、情志调节

慢性肾炎病情迁延反复，治疗过程中，有些患者由于对疾病认识不足，容易产生紧张、恐惧的情绪；或是由于病情较重，对治疗失去信心，导致意志消沉，情绪低落，甚至产生绝望的念头。然而，紧张惊恐太过则伤肾，肾伤则藏精气化不及，精微失于固摄；思虑太过则伤脾，脾伤则运化不及，两者都可以导致水肿、蛋白尿等的反复和加重。对此，杨霓芝建议，情志失调还可以导致血压升高，免疫功能失调等，对患者的消极情绪应该多加以疏导，鼓励患者克服消极的情绪，客观地认识、接受疾病，了解治疗方案，并坚持配合治疗，树立战胜疾病的信心；同时建议患者家属适当安抚患者的不良情绪，必要时可以配合心理咨询及治疗，做到患者、医生、家人、社会共同努力，帮助患者抵抗疾病带来的不良情绪。

六、适当运动，劳逸结合

杨霓芝提倡慢性肾炎患者应以舒缓的运动为主，如散步、太极拳、八段锦等。舒缓的运动可以促进正气的激发，有助于病情的恢复。运动时间一般建议 30 分钟左右，心率每分钟不高于 110 次为宜，以身体微微有汗出为最佳。运动过度容易耗损正气，不利于正气的恢复，缺少运动则气血运行不畅，容易导致邪气内生阻滞经脉，影响脏腑功能。

七、"治未病"思想在慢性肾小球肾炎中的应用

（一）未病先防

外邪侵袭是慢性肾炎的主要诱发因素。风为百病之长，性善行而数变，可以单独致病，也可以合邪致病，人体外感之邪以风邪居多，常夹寒、夹热、夹湿，外邪伤及脏腑，以致肺、脾、肾功能失调。在日常生活中，预防本病应重视生活作息规律，适当运动，饮食有节，保持心情舒畅，避免过劳过累，劳逸结合，同时注意避免外来邪气的侵扰，从而达至固护正气的目的。同时，应做到饮食有度，防止思虑、劳倦太过，伤及脾胃；生育有节，防止房劳过度，肾精亏耗。这也是《素问·生气通天论》中"阴平阳秘，精神乃治"的养生思想。除此之外，应注意部分头孢类药物、解热镇痛药等可能具有肾毒性，应尽量避免使用。

（二）既病防变，瘥后防复

防治疾病传变是中医防治疾病的重要原则之一，如东汉末年张仲景《金匮要略·脏腑经络先后病脉证》记载的"见肝之病，知肝传脾，当先实脾"，即是预防疾病传变的具体应用。脏腑虚损是慢性肾炎的病理基础，是病情进展的关键因素，临床以脾肾气虚致病者较为常见。脾为后天之本，主运化水谷，是气血生化之源。脾土居中焦，升清降浊，将机体精微物质输布全身，将运化后的代谢废物下输膀胱、大肠而排出体外。脾失健运，水谷运化不利，导致清浊不分，精微下泄则出现蛋白尿；津液难布，水液停聚局部则为水肿，正如《素问·至真要大论》云："诸湿肿满，皆属于脾。"脾虚失于固摄，加之水湿郁而化热，湿热伤及血络则出现血尿；《素问·六节藏象论》："肾者，主蛰，封藏之本，精之处也。"肾为先天之本，肾藏精，主水、主纳气、主生殖。肾气充足，有助于膀胱开合有度，脾胃的运化，肺气的宣降，三焦水道通利，故"水精四布，五经并行"，精关固涩。反之，若肾气虚损，则水液失布，停聚体内，封藏失职，固精无权，精随尿出，发为水肿、蛋白尿。也有肾阴不足，虚热上扰，肾络受损，发为血尿；肾阴亏耗，水不涵木，肝阳上亢，发为眩晕。此外，脾肾两脏常相互为患，脾虚而后

天之本不充,日久及肾,肾虚温煦滋养失职,必使脾气匮乏。随着精微丢失愈甚,脏腑失养愈久,慢性肾炎病程迁延,缠绵不愈。

水湿、湿热、瘀血是慢性肾炎的主要病理产物。其中,杨霓芝认为血瘀贯穿于慢性肾炎各证型和病变阶段。由于久病入络,气虚无力推动血液流动,阻滞而成瘀血。在血瘀证的基础上又可出现夹湿、夹热、夹痰、夹浊之证。而水湿、湿热、瘀血、痰浊亦可阻滞气机,加重水肿、蛋白尿、血尿,使病情进一步进展。若不及时诊治和干预,慢性肾炎最终将导致肾气衰竭,气化失司,湿浊尿毒不得下泄,久之亦可累及心肺。

对此,杨霓芝认为治疗慢性肾小球肾炎引起的血尿、蛋白尿,重在配合医生精确用药,精心调护,通过中医中药对慢性肾炎进行早期积极的干预非常重要,有助于延缓疾病的进展。

治疗上,慢性肾炎的辨证施治需遵循“益气活血”的原则,以益气健脾补肾、活血化瘀为治法。临床多选用四君子汤、肾气丸加减。若仅以气虚为主,常选太子参、党参、黄芪、山药、白术、薏苡仁、茯苓、泽泻等;脾肾气虚日久则导致阳虚,而见畏寒、大便溏泄,常选用仙茅、淫羊藿、肉桂等;若以肾阴不足为主,证见口干、五心烦热、舌红、少苔,多选女贞子、墨旱莲、黄精、何首乌、山茱萸等。

同时,杨霓芝主张中医辨证与实验室检查相结合,若尿液检查以蛋白尿(定性≥++)为主,辨证为脾肾气虚较重者,宜偏重益气健脾补肾,可选用菟丝子、山茱萸、黄芪、金樱子、覆盆子等;若兼有湿热证时,宜清热利湿,加用石韦、蒲公英、薏苡仁、土茯苓等。若尿液检查以血尿为主,辨证为阴虚内热夹瘀者,宜偏重养阴清热活血,可选用女贞子、墨旱莲、大小蓟、白茅根、茜根等。肾脏病理提示以增生为主的(如轻中度系膜增生)宜偏重清热解毒利湿,可选用白花蛇舌草、鱼腥草、七叶一枝花、土茯苓等;以硬化为主的(如局灶节段性肾小球硬化)宜偏重活血化瘀,可选用桃仁、红花、丹参、泽兰、田七等。

杨霓芝主张中医辨证与中药药理研究相结合,但提出中药的药理研究必须以中医辨证为基础。如慢性肾炎症见面色晦暗、唇甲紫暗、舌质暗、脉细涩等,多辨证为血瘀证,常配伍活血化瘀中药,如桃仁、红花、丹参、赤芍、牛膝等,现代药理研究认为此类中药具有改善血流动力学的作用,能够改善肾脏微循环,增加肾血流量,能够抑制肾小球纤维化作用,且具有抗变态反应作用,可以减轻肾脏反应性炎症。慢性肾炎症见腰酸乏力,纳差,舌淡,脉细等,多辨证为气虚证,常配伍益气固本中药,如黄芪、党参、怀山药、白术、甘草等,现代药理研究认为此类中药大多具有增强非特异性免疫、促进或调节特异性免疫的功能,对肾脏系膜细胞增殖和基质增生具有一定的抑制作用。

另外,多数患者在患病期间或治疗中常因外感而使本病反复或加重。外邪侵袭是本病的主要诱因,以风邪居多,常夹寒、夹热,夹湿,外感之邪易伤及脾肺两脏。最终无论是外邪伤及脏腑,或是脏腑本身虚损,均可导致肺、脾、肾三脏功能失调,水液代谢紊乱,清浊不分,精微外漏。因此,杨霓芝在临床实践中常常叮嘱患者生活规律、避免劳累,保持心情舒畅,同时建议患者长期服用三芪口服液。"正气存内,邪不可干",正气强盛,人体抵抗力强,外邪伤人时才不会有影响,也避免了因外邪导致病情反复或加重。

慢性肾炎病程较长,经积极治疗后病情可趋于稳定,在临床上保持病情平稳,使肾脏功能维持在稳定水平,最大程度减少肾脏损伤的危险,避免病情复发或加重,显得尤其重要。在病情稳定期间,杨霓芝也常告诉患者要生活作息有规律,避免过度劳累,保持心情舒畅,这样才能达到中医认为的"阴平阳秘"的和谐状态,机体正气充足,避免外邪侵袭人体导致疾病复发。慢性病对患者而言是一种折磨,但患者也要学会和疾病和谐共处,正确认识疾病,掌握疾病变化的规律,同时生活也不要因为疾病的存在而变得一蹶不振,保持乐观、向上的心态也是一种生活的修炼和智慧。

(赵代鑫　吴秀清)

参考文献

[1] 杨霓芝,黄春林 . 泌尿科专病中医临床诊治[M] . 2版 . 北京:人民卫生出版社,2005.

[2] 陆再英,钟南山 . 内科学[M] . 7版 . 北京:人民卫生出版社,2008.

[3] 马丽春 . 慢性肾炎的康复治疗[J] . 食品与健康,1992,2:19-20.

[4] 高元福 . 慢性肾炎的食疗[J] . 上海食品,1990,5:24-25.

[5] 杨元德 . 慢性肾炎的中医调养与食疗[J] . 家庭中医药,2008,2:24-25.

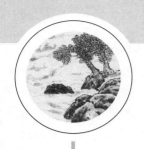

第二章
肾病综合征

肾病综合征是由一组具有类似临床表现,不同病因、不同病理改变的肾小球疾病构成的临床综合征。在临床有原发性肾病综合征和继发性肾病综合征之分。其中原发性肾病综合征占主要地位,以儿童和青少年多见。在 45 岁以上发病的患者,须注意除外可能伴有恶性肿瘤。继发性肾病综合征是指继发于其他系统疾病或由某些特殊病因引起,如药物介导性肾病综合征,感染引起的肾病综合征,肿瘤以及遗传所致的肾病综合征,结缔组织、过敏性紫癜、糖尿病、淀粉样变等所引起的肾病综合征等。本章主要叙述原发性肾病综合征。

一、临床表现

凡临床上具有大量蛋白尿[成年人≥3.5g/d,儿童≥50mg/(kg·d)]、低蛋白血症(白蛋白≤30g/L)、水肿、高脂血症等特征者,即可诊为肾病综合征。水肿为其最主要临床表现,程度轻重不一,最初多见于踝部,呈凹陷性,晨起眼睑、面部可见水肿,活动后下肢水肿明显。严重者全身水肿、阴囊水肿或胸膜腔和腹腔积液,甚至心包积液并产生压迫症状,如胸闷气短或呼吸困难。高度水肿时局部皮肤发亮,皮肤变薄,甚至出现白纹,皮肤破损则组织液漏溢不止。

二、保健要点

对于肾病综合征患者而言,正确认识疾病规律,了解影响疾病进展的危险因素,并在专科医生指导下,积极配合及接受治疗,对患者病情控制及生活质量的提高而言至关重要。为尽可能地保护肾功能,延缓肾损害,杨霓芝提出肾病综合征的保健要点为控制危险因素,学会自我管理和自我监测,积极治疗。

(一) 控制危险因素

1. 预防感染 肾病综合征患者长期服用激素和免疫抑制剂,造成机体免疫力下降,容易诱发各种感染,特别是呼吸道、皮肤软组织及泌尿系等部位的感染。因此,保持室内空气新鲜,每日开窗通风,外出时戴口罩避免着凉,不去人群拥挤的场所对于患者预防感染具有重要意义。患者全身浮肿,造成皮肤的抵抗力很差,容易继发感染,因此一定要保持皮肤清洁干燥,可以用温水轻轻擦洗,穿宽松棉质衣服,勤换内衣等。还应该经常更换患者体位,翻身时避免摩擦皮肤,造成皮肤的损伤。如果肾功能损伤,因尿素氮等代谢产物在体内潴留,刺激口腔黏膜易致口腔溃疡,故每日需用漱口液漱口,必要时进行口腔护理。综上所述,杨霓芝认为肾病综合征患者在日常生活保健中,应注意避免风寒邪气外侵,注意保暖,劳逸结合,注意休息,避免劳累,保持心情舒畅,避免感冒、感染等的发生。

2. 控制高脂血症 肾病综合征的主要临床特征之一是高脂血症,它是造成肾动脉硬化,加速肾病进展的主要原因。而且高脂血症存在时间长,即使肾病缓解,高血脂仍可持续存在。因此,一方面应该积极使用中西药物控制血脂;另一方面饮食应进食低胆固醇、高热量、优质蛋白、低脂、低盐、富含纤维素以及维生素的清淡易消化的食物,戒烟酒及减少辛辣刺激性食物摄入。为减轻高血脂的困扰,肾病综合征患者应多食植物油,如芝麻油、葵花籽油等,还可吃一些富含可溶性纤维素的食物,如燕麦、米糠等,这些食物有利于降血脂。

3. 避免静脉血栓 血栓栓塞是肾病综合征最严重的、致死性并发症之一,其发生与血液浓缩、高脂血症造成的血液黏稠度升高以及肝脏合成纤维蛋白原和部分凝血因子增加等因素有关,而且肾病综合征时血小板功能亢进,应用强利尿剂及长期使用大量糖皮质激素均增加高凝状态。因此,采取积极有效的预防措施,可以降低静脉血栓的发病率。对于血栓发生风险很低的患者,一般鼓励其早期下床活动;对下肢轻、中度水肿患者指导其适当的活动,避免长时间的卧床休息;对于因治疗需要卧床休息的患者可给予抬高双下肢配合床上主动及被动的肢体活动;保持大便的通畅,避免腹内压升高的动作,如咳嗽、打喷嚏等;在肾病综合征患者肾功能、尿量正常的情况下,鼓励患者适当饮水,但是如果患者存在水肿,则应指导患者准确记录出入量,正确计算每日饮水量,避免过度限水而导致血液浓缩。

(二)加强自我管理和自我监测

自我管理是每位肾病综合征患者必须掌握的基本技巧,例如应学会如何准确记录 24 小时尿量及饮水量、观察体重的变化、血压的变化等。对有明显水肿的患者,应控制盐的摄入,并详细记录每天水的摄入量及尿量,测量体重的变化情况,在复诊时将记录的数据交给医生做参考,更好地判断病情的变化。

(三)规范治疗

1. 正确遵医嘱使用利尿剂 利尿剂的目的是在促进水排出的同时,增加钠的排泄,从而达到增加尿量、减轻水肿的目的。但利尿剂不同程度地也改变着其他离子的排泄如 K^+,H^+ 等,所以过度利尿会导致低钾血症。在使用利尿剂期间,应详细记录每天尿量变化,如用药后尿量没有明显增加或尿量每天超过 2 500ml,应及时随诊,在医生指导下调整药物并检查电解质情况。

2. 正确认识肾脏活检 肾活检对肾脏疾病的早期诊断、指导治疗、判断预后有重要的作用,是肾脏病理诊断的唯一方法,但它是一项有创性检查,因此许多肾病综合征患者对此存有疑虑,甚至拒绝接受此项检查。实际上,经过多年的医学发展,肾活检术的安全性和可靠性已极大地提高。有鉴于此,应加强对肾活检术的宣教和心理疏导,提高患者对肾活检术的总体认知程度和健康理念,从而顺利完成肾活组织病理检查,更好地指导临床治疗、判断疾病预后。

3. 正确认识激素与免疫抑制剂的利与弊 激素或免疫抑制剂对于肾病综合征的治疗作用毋庸置疑,但考虑到两者长期使用有诸多副作用,部分患者拒绝使用。对这些药物的使用,一方面要胆大心细,有明确指征需要使用时,应该在充分告知患者相关副作用后大胆使用;另一方面,毕竟这些药物使用疗程长时副作用多,在用药随访的过程中要密切监测,提高对可能发生相关副作用的认识敏感度。因此,对肾病综合征患者,应在专科医生的建议下规范的、足疗程的使用糖皮质激素或免疫抑制剂,同时密切监测副作用的发生,定期随诊,切忌自行随意调整剂量,甚至停用药物。

三、饮食宜忌

中医治疗十分强调饮食宜忌,早在唐代《备急千金要方》中就明确提出:"大凡水病难治,瘥后特须慎于口味""莫恣意咸物"。杨霓芝择其要点,将饮食宜忌概括为控制盐、水、油腻厚味，以及借助食物补益精血等。一是食盐量：咸入肾，且能溢水，所以水肿病忌盐，但不宜不问病情轻重，应该"肿甚忌盐，微肿限盐，肿退进盐"，进盐时应逐渐增加，并观察食后反应。二是控制饮水量：水肿明显而尿闭者，应适当限制进水量，一般微肿时，尿量正常，不必过分限制。三是忌油腻厚味：凡水肿者，饮食之品应清淡易消化，不宜过食油腻厚味。四是食补：合理采用补益精血的食物，对水肿期及恢复期尤为需要，诸如鱼、肉、蛋、奶、鲜果、鲜菜等，其中鲫鱼健脾、黑鱼祛风、鲤鱼行水，均对水肿病有益。在处理后两者关系时，既要避免因忌食过严而影响精血的补充，又要补充得法，防止肥甘厚味损伤脾胃，碍湿助满。具体如下：

1. 钠盐的摄入 水肿时应限制食盐摄入，每日食盐量以 2~3g 为宜，忌食腌制品，少用味精。如果不用盐，可用酱油每日 5~10g。高度水肿患者，还应禁食含碱主食及含钠量高的蔬菜，如用发酵粉或碱制作的馒头、油饼，蔬菜如菠菜、油菜、小白菜和白萝卜等。

2. 水分的摄入 水分的摄入应考虑到患者的病情，通常高度水肿而尿少者应严格控制水的摄入量。

3. 蛋白质的摄入 肾功能正常的情况下，应给予优质蛋白饮食，含优质蛋白的食物有鸡蛋、鸡肉、牛奶、猪瘦肉、鱼类等。但不宜过多，应以每天每千克体重约 1~1.5g 为宜。

4. 脂肪的摄入 高脂血症者，每日脂肪摄入量应 <40g，高脂血症能加重肾损害，降低高血脂对肾脏具有保护作用。要采用低脂饮食 (25~30g)，应限制膳食中饱和脂肪酸的含量，不吃或少吃油炸食物、富含胆固醇（如动物内脏、蛋黄、肥肉、动物油等）的食物。

5. 矿物质的摄入 肾病综合征患者由于肾小球基底膜通透性增加，除丢失白蛋白以外，还同时丢失与蛋白结合的某些元素及激素。钙、磷等电解质紊乱易导致低钙血症等，因此应适当进食奶类及奶制品、各种豆类及豆制品，以补充机体所需的钙、磷、镁、锌等矿物质成分，但要注意总量的控制。

6. 维生素的补充 选用高热量富含维生素 A、维生素 C 的食物（不含糖食物），如某些新鲜的水果和蔬菜：白菜、油菜、芹菜、番茄、茄子、苹果、猕猴桃等。伴有贫血时，可补充富含铁、维生素 B_{12}、叶酸等的食物，如木耳、菠菜等。对中医辨证为脾胃虚寒或肾阳不足的患者，可结合食疗选择如葱、蒜、韭菜、生姜、花椒、胡椒、桂皮、八角、豆蔻、小茴香等辛温香燥之品，可以起到温补脾肾的功效，但对于阴虚及湿热内蕴的患者应避免食用。

7. 戒烟酒 烟，属火热阳邪，味辛性燥，易伤阴液；酒，其性热，喜辛喜散，辛热太过则易耗血动气,不利于气虚或者气阴两虚型患者,因此,肾病综合征患者食用两者易导致迫血妄行,也容易增加血液黏滞度,增加血栓发生的风险,不利于病情的缓解、稳固和恢复。

8. 食疗药膳　中药之中,有诸多药品对本病既有辅助治疗作用又可食疗使用,如:灵芝、人参、党参、黄芪、茯苓、山药、冬虫夏草、莲子、扁豆、鹿茸、鹿角胶、龟甲胶、三七、丹参、肉苁蓉、枸杞子、黄精、何首乌等。杨霓芝强调在使用药食同源的药物时应该立足于中医药理论,依据中医整体观念以及辨证论治思想,提出辨证膳食,合理搭配,药膳协同,并推荐肾病综合征患者可采用以下膳食辅助治疗:

(1)冬虫夏草炖猪肾

组成:冬虫夏草 3~5g,猪肾(或羊肾)1 只,大枣 2 枚,生姜 2 片。

用法:食材洗净一起入锅,加水适量,油盐调味,炖熟食用。

功效:温补脾肾。

适应证:适用于脾肾阳虚者,表现为周身浮肿,畏寒,疲倦,面色白,食纳差,腹胀满,尿短少,舌淡胖、边有齿印。

(2)山药大枣蒸鳗鱼

组成:怀山药 50g,大枣 10 枚,鳗鱼 500g,淡豆豉 50g,芝麻油 50g,葱、姜、盐、蔬菜各适量。

用法:将鳗鱼去内脏,洗净,将山药泡 4 个小时后切成丝,葱切段,姜拍备用,把鳗鱼放入蒸盆,加入盐、姜、葱、大枣、芝麻油、拌匀入味,浸渍 30 分钟,蒸 15 分钟后出笼,蔬菜加调料炒熟,放在鳗鱼周围即成。每日 1 次,佐餐食用。

功效:健脾益胃,滋补气血。

适应证:适用于脾肾气虚型的肾病综合征,见头晕目眩、面色萎黄、消瘦乏力、纳呆等症。

(3)黑豆鱼片粥

组成:黑豆 30g,大米 50g,生鱼肉 100g,大枣 2 枚,生姜 2 片。

用法:黑豆、大米洗净一起入锅,加水适量煮熟成粥,之后加生鱼肉(切片)、生姜少许(切丝),生葱少许(切碎),再煮沸,油盐调味食用。

功效:补益脾肾。

适应证:适用于各型肾病综合征患者。

四、情志调节

肾病综合征为慢性消耗性疾病,病程长,且易于反复,患者思想包袱较重,容易产生惧怕、担忧、焦虑等消极心理反应,对疾病的治疗康复极为不利。乐观的患者往往治疗效果比悲观的患者更好。情志不舒往往是病情反复、血压波动的重要原因。因此,了解并鼓励患者说出自己的思想顾虑很重要,鼓励患者胸怀开阔,思想放松,避免消极悲观,更不要"钻死胡同",学会调养情志,可以借助如书法、阅读、弈棋、种花等方式愉悦心情,树立战胜疾病的信心,使病体早日康复。

五、适当运动,劳逸结合

杨霓芝提倡肾病综合征患者应适当运动,劳逸结合。根据病情适当休息,伴有水肿、高血压、肉眼血尿或少尿,每日尿量在 400ml 以下,或出现严重并发症时需卧床休息;当症状和体征减轻或消失,则可以适当活动,可以选择散步、打太极拳、练气功等。运动量的大小、时间的长短应视各人的情况而定,一般以患者不感到劳累为宜。

六、"治未病"思想在肾病综合征中的应用

(一)未病先防

肾病综合征的发病既有外因也有内因,其中内因是起决定作用的,体内正气的盛衰决定着疾病是否发生。因此,杨霓芝非常重视慢性肾脏疾病的预防工作,对于肾病综合征的预防提出应重视生活作息规律,适当运动,饮食有节,保持心情舒畅,避免过劳过累,劳逸结合,注意避免外来邪气的侵扰,达到顾护正气的目的。同时做到饮食有度,防止思虑、劳倦太过,伤及脾胃;生育有节,防止房劳过度,肾精亏耗。除此之外,应特别注意部分抗生素、解热镇痛药以及马兜铃科植物药等具有程度不等的肾毒性,应尽量慎用或避免使用。

(二)既病防变

防治疾病传变是中医防治疾病的重要原则之一,肾病综合征本质上是本虚标实之症,与多个脏腑虚损相关,其中脾肾亏虚最为常见。肾病综合征所出现的水肿、蛋白尿、低蛋白血症、高脂血症均与脾肾二脏有关。蛋白尿属于中医所说精微物质的泄漏,脾虚则运化无权,精微不布,谷气下流,而成蛋白尿,正如《灵枢·口问》中所云:"中气不足,溲便为之变。"《素问·六节藏象论》:"肾者,主蛰,封藏之本,精之处也。"肾气充足,有助于膀胱开合有度,脾胃的运化,肺气的宣降,三焦水道通利,故"水精四布,五经并行",精关固涩。反之,若肾气虚损,则水液失布,停聚体内,封藏失职,固精无权,精随尿出,发为水肿、蛋白尿。脾为后天之本,主运化水谷,是气血生化之源,肾为先天之本,《素问·通评虚实论》云"精气夺则虚",脾肾二脏密不可分,脾肾亏虚则生化乏源,故见

乏力、倦怠等脾气虚弱之症，与低蛋白血症所见症状相似。脾失健运，津液难布，水液停聚局部则为水肿，脾虚可生痰，脾肾亏虚则气虚推动血运无力，可见瘀血之象，痰瘀则为高脂血症之病理基础。此外，脾肾两脏常相互为患，脾虚而后天之本不充，日久及肾，肾虚温煦滋养失职，必使脾气匮乏。随着精微丢失愈甚，脏腑失养愈久，病程迁延，缠绵不愈。

对此，治疗肾病综合征重在配合医生精确用药，精心调护，通过中医中药对肾病综合征进行早期积极的干预，配合激素或免疫抑制剂使用以减少其副作用，延缓疾病的进展。

治疗上，杨霓芝以"益气活血"为基本原则，以益气健脾补肾、活血化瘀作为治疗大法。临床多选用黄芪、党参、桃仁、红花、丹参等药物为主。杨霓芝善用中西医结合来提高治病疗效，降低激素的副作用。由于激素治疗分起始足量、缓慢减量、后期维持至停药 3 个阶段，激素又为阳刚温燥之品，其用量不同直接影响到机体阴阳的变化，因此，运用的中药也应根据不同阶段做出相应调整。激素足量阶段，患者常表现为面赤，精神亢奋，五心烦热等阴虚火旺之象，治疗上宜选用知柏地黄丸加减，以养阴清热利湿，从而减轻上述症状；激素减量过程中，阳气渐弱，疾病易出现反复，常表现气阴两虚症状，治疗上要注重养阴益气，方用参芪地黄汤加减，佐以活血化瘀药，以利于病情好转；激素维持至停用阶段，病情相对稳定，此时用药重点在于巩固疗效，防止复发，证型主要为气虚血瘀，治疗上要注重补益脾肾之气，兼活血化瘀，可选用四君子汤合桃红四物汤加减。另外，因为感冒是原发性肾病综合征的常见诱因，患者平素要注意固护肺卫，预防感冒，可选用玉屏风散加减以益卫固表。

（三）瘥后防复

在肾病综合征病愈或病情稳定之后，要注意预防复发，保证不再出现新的并发症。"瘥后防复"要立足于扶助正气，强身健体，注意体质调养，改善体质偏颇。针对患者气血衰少，津液亏虚，脾肾不足，血瘀痰阻等病理特点，采取综合措施，促使脏腑组织功能尽快恢复正常，达到邪尽病愈，元气恢复的目的。同时鼓励患者正确认识病情，避免消极悲观的情绪，树立战胜疾病的信心，精神愉快则气机调畅，气血平和，有利于恢复健康。

（钟 丹）

参考文献

[1] 杨霓芝,黄春林.泌尿科专病中医临床诊治[M].2 版.北京:人民卫生出版社,2005.79-

114.

[2] 李周夏,邓跃毅.慢性肾脏病与饮食治疗[J].中国中西医结合肾病杂志,2013,14(10):916-917.

[3] 赵怡蕊.慢性肾脏病的中医药膳食疗的研究与应用[A].中国中西医结合学会肾脏疾病专业委员会.2016年中国中西医结合学会肾脏疾病专业委员会学术年会论文摘要汇编[C].中国中西医结合学会肾脏疾病专业委员会,2016:1.

[4] 王先锋,许勇强,李陈雪,等.中医药治疗肾病综合征的研究进展[J].中医药导报,2018,24(11):100-103,116.

[5] 王佳晶.中医治疗肾病综合征的临床分析[J].中西医结合心血管病电子杂志,2016,4(16):158.

[6] 郭忠鹏,马晓燕.从脾论治肾病综合征[J].实用中医内科杂志,2015,29(07):80-81.

[7] 王玲.中医护理干预对肾病综合征的影响[J].实用中西医结合临床,2014,14(06):82-84.

[8] 黄春林,杨霓芝.心肾疾病临证证治[M].广州:广东人民出版社,2000.231-232.

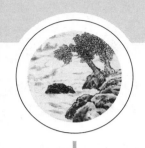

第三章
慢性肾衰竭

慢性肾衰竭（chronic renal failure，CRF）是各种原因导致慢性肾脏疾病进行性进展引起肾单位和肾功能的不可逆丧失，肾小球滤过率估计值（eGFR）下降，导致代谢产物和毒物潴留、水电解质和酸碱平衡紊乱以及内分泌失调为特征的临床综合征，常进展为终末期肾脏病（end-stage renal disease，ESRD），晚期则称之为尿毒症。

一、临床表现

慢性肾衰的临床表现极为复杂，主要表现在水、电解质、酸碱平衡代谢的紊乱和各系统症状方面。

1. 水液代谢障碍　慢性肾衰早期，临床上可不出现水肿等表现，由于小管浓缩功能减退，水的重吸收障碍，甚至表现为夜尿增多。慢性间质性肾炎常在晚期仍无少尿，而慢性肾炎引起的慢性肾衰少尿出现较早，当肾单位绝大部分废弃后，最终出现少尿，甚至无尿。

2. 电解质紊乱　慢性肾衰患者，肾脏排泄钠的能力降低，故可导致钠的潴留、高钾（但如果钾摄入不足、胃肠道丢失及大量的利尿剂应用的情况下，也可出现低血钾、低血钠等）、低钙、高磷等。

3. 酸碱平衡失调　当肾小球滤过率估计值（eGFR）低于正常人的 20% 时，开始出现不同程度的代谢性酸中毒，有些患者会出现恶心呕吐、食欲不振等表现。

4. 各系统症状 慢性肾衰竭症状可涉及全身各个系统,由于病变程度不同,各系统症状差别很大。早期,可仅表现为一般症状,如乏力、头痛、失眠、食欲不振等,常容易漏诊。当病情加重,发展到尿毒症前期,症状可突出表现在一方面,如表现为消化系统症状、贫血等。

(1)神经系统:早期出现乏力、注意力不集中、记忆力减退等。当 eGFR<20ml/min 时,几乎 100% 患者都有神经系统异常。震颤、扑击样震颤、肌阵挛、昏迷等,为尿毒症脑病的表现。

(2)消化系统:恶心、厌食、食欲不振为最早的症状,口腔中有尿味,显示病情已经发展到尿毒症阶段。消化道从口腔、食道、胃、结肠黏膜都可以出现水肿、出血和溃疡。

(3)皮肤表现:皮肤失去光泽、干燥、脱屑等。患者贫血时可出现面色苍白。

(4)心血管系统:可出现心悸、气促、胸闷等。如果水液明显潴留引起心功能不全可出现气促、难以平卧、活动后加重,甚至端坐呼吸,咳粉红色泡沫痰等急性左心衰表现。

二、早期防治

延缓慢性肾衰竭进展,应该从多个方面入手,对于患者而言,疾病的控制应该是一个主动参与的过程,首先应该养成良好的生活习惯,如控制血压,控制血糖,戒烟,控制体重,控制饮食,不酗酒;避免劳累,防止因劳累导致感冒进而导致肾功能下降。同时,患者应严格执行优质低蛋白饮食,服用复方 α- 酮酸补充必要氨基酸的同时,可以适当进食鱼肉、鸡蛋等优质蛋白。若有感冒或感染表现,应及时就医,避免自行服用退烧药等非甾体类药物,尽量将肾功能恶化的可能性降低。

三、保健要点

1. 积极控制血压 慢性肾衰竭患者都应积极控制血压,对于此,杨霓芝提倡生活方式的调整(特别是低盐饮食)和降压药物的合理使用应同样重视。为积极控制血压,应加强对患者的宣教,指导患者加强自我管理,学会对病情进行自我监测。如合并有血压升高、水肿的患者,应严禁控制食用盐的摄入,如无其他禁忌,慢性肾衰竭成年患者每日钠摄入 <2g(相当于盐 <5g),并在日常生活中坚持使用盐勺等工具加以量化。另外,水肿的患者应监测每天水的摄入量及尿量,测量体重的变化情况,血压升高或者波动较大的患者应记录一

天中从早晨到中午,再到晚上,安静状态下三个时间段血压的情况。

2. 控制血糖　糖尿病肾病是导致慢性肾衰竭的重要原发病之一,严格控制血糖可减缓糖尿病肾病的进展。患者应加强自身的血糖管理,采用以自我管理为主导的慢病管理方式,并应把自身管理放在药物控制之前。所有药物治疗都应在患者自身管理合理的基础上进行。教育患者自身饮食调控,防止过食甘甜,暴饮暴食,不规律进食等行为,并规律服用降糖药物或胰岛素治疗,血糖达标后坚持使用,避免自行停药。

3. 优质低蛋白饮食　杨霓芝提倡患者应学会识别蛋白类食物的种类,并在日常生活中控制蛋白质类食物的摄入量,合理进食优质蛋白。慢性肾衰竭患者蛋白摄入量一般控制在 0.6~0.8g/(kg·d)之间,以满足基本生理需求,同时保护肾功能。在严格低蛋白饮食的同时可适量补充必需氨基酸。

4. 调节血脂　调脂治疗可预防慢性肾衰竭患者心血管疾病的高发生率,并减缓蛋白尿患者肾功能损伤的进展。杨霓芝经常建议体型肥胖的患者加强体重控制,适量运动,对于经常进食油腻食物的患者,常倡导患者改变饮食结构。

5. 感染　慢性肾衰竭患者因体内毒素的蓄积和多肽类激素的灭活减少可导致机体免疫功能低下,故而常出现呼吸道、泌尿道、皮肤等处感染,而且伴随着感染出现高分解代谢、血容量不足、水电解质酸碱平衡紊乱等加重肾损害的(其他)因素。因此感染的早期发现并加以控制,对防止慢性肾衰竭的急性进展非常关键。慢性肾衰竭患者如果在日常生活中出现了发热、咳嗽咯痰、气促,尿频尿急、尿痛或皮肤破溃流脓等表现时应及时就诊。

慢性肾衰竭急剧恶化的危险因素还包括:肾脏原发疾病的复发或急性加重、尿路梗阻、其他器官功能衰竭(如严重心力衰竭、严重肝衰竭)等。在这些因素中,因血容量不足(低血压、脱水等)或肾脏局部血供急剧减少致残存肾单位低灌注、低滤过状态,是导致肾功能急剧恶化的主要原因之一。对此种急剧恶化,如处理及时,往往具有一定的可逆性。

四、饮食宜忌

通过合理的膳食调配,能缓解尿毒症症状,延缓健存肾单位功能的丧失,纠正代谢紊乱,阻止或延缓肾功能恶化的进展,并改善患者的营养状态,提高生存质量。

1. 充足的热量　充足的能量摄入能保证慢性肾衰患者在低蛋白饮食的前提下,既能延缓肾脏疾病的进展,又能防止发生营养不良。热能的主要来源为碳水化合物和脂肪,建议热量摄入为 30~35kcal/（kg·d）。

2. 优质蛋白质饮食　限制蛋白质的摄入可以减少氮质代谢产物在体内的堆积,保护残余肾功能,延缓病情进展。一般是根据内生肌酐清除率和血尿素氮含量来考虑膳食中蛋白质的供应量,建议成人糖尿病、或非糖尿病、且肾小球滤过率估计值（eGFR）<30ml/（min·1.73m²）,蛋白质摄入 0.8g/（kg·d）,饮食中动物蛋白与植物蛋白应当保持合理的比例,一般为 1∶1。

3. 适宜的脂肪　慢性肾衰可能出现脂肪代谢紊乱,导致高脂血症,诱发动脉粥样硬化,而影响血清总胆固醇的主要成分是饱和脂肪酸,胆固醇以及能量摄入超标。控制饮食中脂质摄入是控制慢性肾衰脂肪代谢异常的有效措施,脂肪摄入量不超过总热量的 30%,在脂肪供给上要降低饱和脂肪酸和胆固醇的摄入,注意不饱和脂肪酸与饱和脂肪酸的比值,以（1~1.5）∶1 为佳,胆固醇摄入量应少于 300mg/d。

4. 注意液体入量　一般来说,如患者尿量不减少,水分不必严格限制,以利于毒素的排泄,但对于晚期尿量减少的患者,或有浮肿或心脏负担增加的患者,应限制进液量。当出现尿量过少或无尿时,还应注意避免食用钾含量高的食物,以防饮食性高钾血症。高钾血症患者应限制钾的摄入,如浓肉汤、鸡精;水果方面如草莓、石榴、番茄、木瓜、核桃、香蕉、柑橘等;坚果如花生、瓜子、芝麻、胡桃、红豆、绿豆、黄豆等;蔬菜方面如空心菜、榨菜、笋干、紫菜、菠菜、木耳等。通过将食物切小去皮,以热水焯过捞起,再以油炒或凉拌,或煮熟去汤法烹调食物以减少钾的摄入量;食用超低温冷藏食品,其钾含量少。

5. 适宜的碳水化合物　充足的碳水化合物可以满足机体的能量需求,减少机体组织的分解,但由于慢性肾衰患者存在糖代谢紊乱,为稳定血糖,应鼓励其摄入复合碳水化合物,减少简单糖类的摄入。

6. 低盐饮食　患者若无明显的浮肿和高血压,则不必严格限制食盐,以防止低钠血症的发生;若出现浮肿和高血压,应采用低盐饮食（3~6g/d）;若有严重的浮肿和高血压时,则采用无盐或少钠膳食。

7. 低磷　肾衰竭时高磷血症很常见,而高磷血症可加重肾功能恶化,并使血清钙降低,增加慢性肾衰竭患者心脑血管事件的发生率,严重影响患者的预后,因此,应采用低磷饮食。杨霓芝推荐的低磷食物有粉皮、粉条、水发海参、芋头、西瓜、淀粉、冰糖、植物油、苹果、水萝卜、白兰瓜、藕粉等。禁食高磷食物,如松子、虾皮、西瓜子、南瓜子、海鱼、虾、腰果、黄豆、黑豆、奶粉、奶片等。

8. 充足的维生素　慢性肾衰患者由于进食减少,很容易出现水溶性维生素缺乏,应予以适当补充。但由于大剂量维生素 C 可能增加血液中草酸盐浓度,导致草酸盐在软组织内沉积,加重肾功能损害,因此对于维生素 C 的补充以适量为宜。

9. 食疗药膳　中医学自古以来就有药食同源的记载和理论,《黄帝内经太素》中"空腹食之为食物,患者食之为药物"正是这一理论的体现。食物与中药均是在人类与自然界斗争过程中发现的,人们经过无数次的反复试验,逐渐积累了食物与药物的应用知识和经验。

《黄帝内经》作为中医理论体系建立的标志,不仅奠定了食疗的理论基础,而且记载了许多食疗食物,例如《灵枢·五味》云:"脾病者,宜食粳米饭、牛肉、枣、葵;心病者,宜食麦、羊肉、杏、薤;肾病者,宜食大豆黄卷、猪肉、栗、藿;肝病者,宜食麻、犬肉、李、韭,肺病者,宜食黄黍、鸡肉、桃、葱。"并且强调通过饮食五味来调整五脏的虚实,正如《素问·脏气法时论》云:"肝欲散,急食辛以散之,用辛补之,酸泻之;心欲软,急食咸以软之,以咸补之,甘泻之;脾欲缓,急食甘以继之,用苦泻之,甘补之;肺欲收,急食酸以收之,用酸补之,辛泻之;肾欲坚,急食甘以坚之,用苦补之,咸泻之。"《黄帝内经》中,在饮食护理方面写道:"谨和五味,骨正筋柔,气血以流,腠理以密",强调五味搭配得当,才是身体健康的条件。

唐代医家孙思邈所著的《备急千金要方》中也有关于水肿的饮食法:"大凡水肿病难治,瘥后特须慎口味,不则复病,水病人多嗜食不康。"

近年来,慢性肾脏病发病率逐年增加,如何早期防治慢性肾脏病已成为世界范围内的公共健康问题。现代医学强调应予慢性肾脏病患者低盐优质低蛋白饮食并摄入充足热量、补充 α- 酮酸,补钙和低磷饮食,补充铁剂以及维生素尤其是叶酸等来延缓肾脏疾病进展,改善预后及骨代谢,提高患者生活质量。低蛋白饮食主要针对慢性肾脏病(chronic kidney disease,CKD)3~5 期的患者,其作为一种积极有效的防治措施,目的在于延缓慢性肾衰竭进展,延缓进入终末期肾病进程。但是很多患者往往不能得到全面、正确的饮食指导,忽视优质蛋白、充足的热量和食物的合理搭配等因素,可能造成营养不良,电解质紊乱等不良后果。在规范治疗的前提下,日常生活中患者可以参考以下食疗方案,以辅助治疗:

(1)姜榔紫苏粥

组成:生姜 15g,槟榔 30g,紫苏叶 15g,粳米 50g。

用法:把生姜洗后拍破,槟榔切成薄片,紫苏叶洗净切细,先水煎槟榔、生姜,煮沸后再小火煎 20 分钟,去渣,取药汁,将药汁与糯米煮粥,待粥将熟时下紫苏叶,直至粥熟即成。此粥一天分多次吃完,连吃 1 周左右。

功效：化浊排毒、降逆止呕。

适应证：适宜于慢性肾衰竭，因血中尿毒素升高，刺激胃肠功能紊乱，出现恶心呕吐、腹泻腹胀等消化道症状。

（2）山药淀粉糊

组成：怀山药 60g，麦淀粉 60g，冰糖 10g。

用法：将山药研成粉末与麦淀粉混匀，用凉开水调成稀糊状；将冰糖放入锅中，加水煮沸溶化，再将山药麦淀粉糊慢慢倒入，边倒边搅拌成糊，成糊状即可。代主食，每日吃 2 次。

功效：健脾益气。

适应证：适宜于慢性肾衰的氮质血症患者，麦淀粉不同于普通面粉，所含蛋白质甚少，与山药和冰糖相配属于高碳水化合物，产热量高而不增加尿素氮等尿毒素。对慢性肾衰竭氮质血症患者，要求吃低蛋白质饮食者适宜。

五、情志调节

慢性肾衰竭病程较长，易引起抑郁、焦虑、消极等负面情绪，而有些患者以突发头痛、血压升高，或视物模糊，或重度水肿等起病，起病突然极易引起恐惧、绝望等消极的情绪。中医学认为七情可致病，情志的异常可导致脏腑气机逆乱，气血失调，使病情加重，且"惊恐伤肾"，因此对于一些情绪异常的患者，一方面需要学习疾病的相关知识，树立正确地对待疾病的态度，同时也要进行自我心理调节，减少恐慌的情绪，尤其是面对突然发病的患者，应该充分与医生沟通，了解病情发生发展的规律，认识疾病加重的可能因素及预后因素，减少对疾病的恐惧，从而掌握自我调节和管理的技巧，心态平和地面对疾病。大多慢性肾衰竭患者对于自己的病情了解甚少，容易出现消极、悲观的负面情绪，或对疾病治疗的长期性认识不深刻，在疾病稍有好转时就停止治疗或不严格管理自己的生活方式，均可能影响疾病的治疗，导致肾功能快速恶化，对此，杨霓芝提出，医生和护士有责任和义务对患者进行科学教育，让患者充分了解到疾病的病因、病机、发展趋势等，使患者对自己现阶段的疾病状态有较好的了解，以便更好地配合治疗。同时也要鼓励患者多获取疾病相关的科普知识，认识疾病发生发展的规律，积极调整心态，配合医护的治疗，更好地延缓肾衰竭的进展。

六、适当运动，劳逸结合

慢性肾衰竭患者如血压明显升高，或严重水肿，或有心功能衰竭等表现时,应卧床休息,避免过度劳累,并积极就医诊治。在卧床静养期间多进行床上运动,可以进行屈伸肢体、按摩等,避免压疮,勤翻身,勤换衣,保持患者床单的清洁舒适。适当合理的运动有助于提高慢性肾衰患者的生活质量,在延缓疾病进展中有积极的作用。慢性肾衰竭患者多伴有矿物质代谢紊乱,导致骨质转运异常,骨折风险增加,因此在日常活动中需要防止跌倒。对于不能下床活动的患者应鼓励其适当床上活动。感染是慢性肾衰竭急性加重、增加患者住院率和死亡率的重要因素之一,且慢性肾衰患者免疫力低下,免疫功能紊乱,临床中常见与泌尿、皮肤、呼吸系统等感染,积极的预防及治疗感染是延缓慢性肾衰进展的重要举措。

七、提倡"治未病"思想在慢性肾衰竭中的应用

(一)未病先防

"上工不治已病治未病。"杨霓芝强调运用中医"治未病"的思想指导慢性肾衰竭防治,尤其重视慢性肾衰竭的早期防治。所谓未病先防,就是在疾病未发生之前,通过合理的调养摄身,颐养正气,提高机体的抗邪能力,同时能主动地适应客观环境,避免机体被邪气损害,防止疾病发生。对于未患慢性肾衰的人群要积极引导预防慢性肾脏病的发生,防患于未然。建议未患慢性肾衰竭的人群应做到减少盐的摄入,饮食宜清淡,要合理膳食,忌暴饮暴食,尤其是动、植物性蛋白质不可过多摄入,以减轻肾脏负担;适当多饮水,及时排尿,不憋尿;积极防治感冒;控制体重,并有计划地坚持体力活动及体育锻炼;戒烟并避免酗酒;避免滥用药物,如需用药应在专科医生指导下应用,以防药物性肾损害的发生;每年应定期检查尿常规和肾功能等。对于肾功能正常但已有基础肾脏疾病的患者及患有可导致肾脏损害的常见疾病(如糖尿病、高血压、高脂血症、高尿酸血症、肾结石、狼疮、肿瘤等)的人群应进行积极有效的原发病治疗,以防止慢性肾衰的发生。治疗上应在专科医师指导下坚持药物治疗,使血压、血糖、血脂、血尿酸等严格控制在理想范围内,并规律复查相关指标,如每年至少应查 3~5 次尿常规、尿微量白蛋白及肾功能等,以便及早发现肾脏损伤,早期干预治疗。

(二)既病防变,瘥后防复

《素问·调经论》在论述五脏之未病时,提出了按摩、针刺及放血等治疗此类"未病"的具体方法。未病也可以是疾病初期,先兆已现,即疾病早期症状较少且又较轻的阶段,在此阶段,早期诊治有着重要的意义。在疾病之先,把握时机予以治疗,从而达到"治未病"的目的。对已有早期肾脏病的患者要给

予积极有效的治疗,重在逆转或延缓慢性肾衰的进展。以期尽最大可能保护受损肾脏;已有轻、中度慢性肾损伤的患者应及时进行治疗,延缓慢性肾衰的进展,防止尿毒症的发生。中医学认为,人体是一个有机的整体,是以五脏为中心,配以六腑,通过经络系统"内属于脏腑,外络于肢节"的作用实现的。在生理情况下五脏之间相生相克,以维持人体的正常生命活动;在病理情况下,五脏病邪相互影响、互相传变。因此,当一脏发病后,治疗必须照顾整体,即在治疗本脏病变的同时应积极调治其他脏腑,以防止疾病的传变。

慢性肾衰竭其病因复杂,临床多表现为本虚标实,虚实夹杂证,病变可涉及全身各系统。除了常有肾虚的证候外,还可见乏力、便溏、纳差等脾虚证兼杂其中,同时也可见到水肿、恶心、口有尿味、面色晦暗等邪实之证。因此杨霓芝强调对慢性肾衰竭即使早期血肌酐轻度升高的患者也应该加以重视,积极治疗,消除可能的加重因素,延缓尿毒症的到来及某些严重并发症的发生。对于血肌酐明显升高的患者,治疗靠单一药物、单一疗法难以奏效,采用中医综合疗法延缓慢性肾衰竭的进展,包括口服中药汤剂、中成药、中药结肠透析等。遵循"久病多瘀""久病入络"的原则,均在辨证的基础上加以活血药物。对此,杨霓芝指出,此时患者的脾肾功能衰败,脾不能运化水湿,肾不能化气行水,水湿内停,清者不升、浊者不降,清浊相干,久则酿为浊毒,生风动血;或化瘀成痰,蒙神蔽窍;或浊瘀互结,侵犯五脏,从而产生以浊、毒为主证的种种表现。治疗时,补益脾肾的同时要重用通腑降浊之法,防止并发症的发生,从而提高尿毒症患者的生存质量及生存率。

杨霓芝在临床实践中非常重视脾肾之气的培护,认为调补脾肾是治疗慢性肾衰竭的重要环节,其临床常用药物有:益气健脾用太子参、党参、白术、茯苓、山药、黄芪等;醒脾用木香(后下)、砂仁、白豆蔻等;补肾多用女贞子、旱莲草、何首乌、黄精、杜仲、淫羊藿、山茱萸、菟丝子等。

再者,慢性肾衰竭病程长,患者多正气内虚,用药一定要顾护正气,治疗用药当平淡和缓,适时守方,坚持用药,慢病缓治。治疗不可急求其功,否则欲速则不达,要考虑药物的长期使用。组方细心,一般常选用药性平和的药物,药味精简,因而患者的依从性较高。杨霓芝治法用药看似平淡,却能效若桴鼓。正如清代名医费伯雄所言:"疾病虽多,不越内伤、外感,不足者补之以复其正,有余者去之以归于平,即和法也,缓治也。毒药治病去其五,良药治病去其七,亦即和法也,缓治也。""'和'则无猛峻之剂,'缓'则无急功之功。""天下无神奇之法,只有平淡之法,平淡之极,乃为神奇;否则眩异标新,用违其度,欲求近效,反速危亡,不和不缓故也。"实属指导慢性肾衰竭之中医临床实践的重要思想之一。

在慢性肾衰竭病情稳定的阶段,杨霓芝提倡坚持服药,规律复诊,定期检测,养成良好的自我管理习惯。患者争取自己学会控制饮食,监测血压、血糖、血尿酸、贫血等,注意观察自己尿量、体重的变化,对有肾损害的药物应当避免使用。在养成良好的生活习惯的同时,和医护人员密切配合,这样更有利于防止病情的急剧加重,肾功能得到更好的保护,在病情稳定的时候,生活质量也能得到保障。

(赵代鑫　蔡　寸)

参考文献

［1］陈香美,倪兆慧,刘玉宁,等.慢性肾衰竭中西医结合诊疗指南[J].中国中西医结合杂志,2015,35(09):1029-1033.

［2］赵先锋.中医药治疗慢性肾衰竭研究进展[J].现代中西医结合杂志,2014,23(02):217-220.

［3］郭向东,王小琴.慢性肾衰竭中医治疗思路和方法探讨[J].中华中医药杂志,2012,27(09):2362-2364.

［4］郑平东.慢性肾衰竭病因病机与临证辨治[J].上海中医药大学学报,2008(02):1-3.

［5］李周夏,邓跃毅.慢性肾脏病与饮食治疗[J].中国中西医结合肾病杂志,2013,14(10):916-917.

［6］彭钰,段小军.杨霓芝教授治疗慢性肾衰竭临证经验[J].辽宁中医药大学学报,2011,13(10):188-189.

［7］孙昕,丛日杰.中医药治疗慢性肾衰竭研究进展[J].中医药导报,2015,21(01):77-78.

［8］李涛,王保和,易春梅.慢性肾衰竭的中医研究概况[J].中国中西医结合肾病杂志,2014,15(04):371-373.

［9］梁立锋,赵君雅,蓝芳,等.治未病思想在慢性肾脏病防治中的应用[J].新中医,2010,42(02):3-4.

［10］刘正才.慢性肾功能衰竭食疗[J].晚霞,2017(19):58-59.

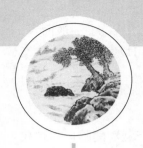

第四章
急性肾衰竭

　　急性肾衰竭(acute renal failure,ARF)是内科常见急症,指由多种病因引起的短时间内(几小时至几天)肾小球滤过率估计值突然或持续下降,引起氮质废物体内潴留,水、电解质和酸碱平衡紊乱等一系列病理生理改变,并伴随着血液中某些反映肾功能的标志物如血肌酐、尿素氮等明显升高,导致各系统并发症的临床综合征。常伴有少尿(每天少于400ml),但也可以无少尿表现。肾功能突然降低的情况可发生在原来无肾脏病的患者身上,也可发生在原来稳定的慢性肾脏病患者身上,多因食物或药物中毒、休克等造成肾组织缺血缺氧、坏死所致。2002年"急性透析质量指导组"建议使用急性肾损伤(acute kidney injury,AKl)代替ARF。2012年KDIGO指南将AKI定义为:48小时以内血肌酐绝对值增加≥0.3mg/dl(≥26.5μmol/l);或者增加≥50%(达到基线值的1.5倍),且是已知或经推断发生在7天之内的基础值;或者尿量 <0.5ml/(kg·h)持续超过6小时。按照导致肾衰竭的病因,临床上将其分类为肾前性、肾性和肾后性肾衰竭。肾前性肾衰竭多是由于出血、休克和严重感染等原因引起的肾血液灌注不足,是机体对肾脏低灌注的功能性反应,这种情况下肾脏的组织结构是正常的。肾性急性肾衰竭是指肾实质损伤,常见的是肾缺血或肾毒性物质损伤肾小管上皮细胞(如急性肾小管坏死),也包括肾小球疾病、肾血管病和间质病变所伴有的肾功能急剧下降。肾后性

肾衰竭是尿路梗阻导致肾小囊压力升高影响肾小球滤过造成的。一般而言,肾前性和肾后性肾衰竭在病因及时去除后1~2天肾功能可以完全恢复。狭义的急性肾衰竭是指急性肾小管坏死。

一、临床表现

急性肾衰竭由于起病急骤,机体尚未产生代偿,其肾衰竭的临床表现较慢性肾衰竭者严重。其表现也取决于确诊时所处的病程阶段。然而,部分患者直到晚期实验室检查发现异常时,也可毫无临床症状。临床表现一般有尿量改变:通常发病后数小时或数日出现少尿(尿量 <400ml/d)或无尿(尿量 <100ml/d)。但非少尿型急性肾衰竭则尿量改变不显著,尿量可正常甚至偏多。典型的急性肾衰竭临床过程可分为少尿期、多尿期和恢复期。

1. 少尿期 大多数在先驱症状12~24小时后开始出现少尿(每日尿量50~400ml)或无尿。一般持续 1~2 周,延长者可达 3~4 周。

(1)消化系统:常为急性肾衰竭首发症状,主要表现为食欲不振、恶心、呕吐、腹胀便秘,部分患者并发消化道出血,出血多由胃黏膜糜烂或应激性溃疡引起。

(2)呼吸系统:有呼吸困难、咳嗽、咳粉红色泡沫痰、胸闷,呼气可有尿臭味等。

(3)神经系统:可有精神不振,嗜睡,意识模糊,烦躁不安等。

(4)代谢产物的蓄积:血尿素氮、肌酐等升高,出现代谢性酸中毒。

(5)电解质紊乱:可有高血钾、低血钠、高血镁、高血磷、低血钙等。尤其是高钾血症。严重者可导致心脏骤停。

(6)水平衡失调:易产生过多的水潴留,严重者导致心力衰竭,肺水肿或脑水肿。

2. 多尿期 少尿期后尿量可突然或逐渐增加,当每日尿量超过 400ml 时,即进入多尿期。尿量每日可达 3 000~5 000ml 或更多。在多尿期初始,尿量虽增加,但肾脏清除率仍低,体内代谢产物的蓄积仍存在。约 4~5 天后,血尿素氮、肌酐等随尿量增多而逐渐下降,尿毒症症状也随之好转。钾、钠、氯等电解质从尿中大量排出可导致电解质紊乱或脱水,可能出现低钾血症等。此期持续 1~3 周。

3. 恢复期 尿量逐渐恢复正常(每日尿量 1 500~2 500ml),常见消瘦、乏力等临床表现,3~12 个月肾功能逐渐复原,大部分患者肾功能可恢复到正常水平,只有少数患者转为慢性肾衰竭。

二、早期识别

急性肾衰竭起病急骤,病死率高,是严重威胁生命的危急重症。对于急性肾衰竭若能早期诊断,积极抢救和治疗,肾功能多可恢复;若病情危重或并发多脏器衰竭者可致死亡;部分迁延不愈,肾功能不能恢复正常者需依赖血液净化治疗而维持生命。近些年来大量临床研究显示肾功能轻度损伤即可导致患者病死率明显增加,故将急性肾衰竭改为急性肾损伤,期望能在疾病早期识别,并进行有效干预。某些人群容易发生急性肾衰竭,如心功能不好的人,低血压、贫血、休克等导致有效循环不足的患者;不咨询医生自行长期用药的人,尤其是止痛药,民间偏方以及一些来源不明的保健品,这些都可能损伤肾脏;尿路梗阻的人,如尿路结石或肿瘤患者、老年患者(尤其是前列腺肥大的老年男性)。急性肾衰竭患者早期症状不明显,而且容易被自身的慢性疾病所遮盖,可以通过下列症状早期觉察,如食欲不振、恶心、呕吐,乏力,水肿,尿少,呼吸困难等,应及时就医,到医院完善尿常规和肾功能等检查。如有尿检异常、肾功能损害,需要进一步到肾病专科就诊,完善相关检验检查,因为能够导致急性肾衰竭的疾病众多,需要结合患者的症状,疾病的病因等情况,有针对性地选择相关检查项目。如不能明确病因,且症状不典型,可能需要做较多检查,早期明确诊断及治疗方案。急性肾衰竭病情急重,一旦发现急性肾衰竭应立即住院治疗,越晚治疗,治疗难度越大,费用越高。急性肾衰竭的病因比较复杂,各种不同的疾病虽然临床上共同表现为急性肾衰竭,但其治疗及预后完全不同。对于无法解释的肾功能急剧下降的患者,难以确诊又无禁忌证者应进行肾穿刺活检,明确肾脏病理,这是诊断与鉴别诊断的最可靠方法。

三、保健要点

对急性肾衰竭患者而言,如何正确认识疾病规律,了解影响疾病进展的危险因素,并在专科医生指导下,积极配合及接受治疗,对患者病情控制及生活质量的提高而言至关重要。杨霓芝提出急性肾衰竭的保健要点为控制危险因素,学会自我管理和自我监测,积极治疗。

1. 控制危险因素　及早发现导致急性肾衰竭的危险因素并迅速加以去除是治疗的关键。感染(如肺部感染、尿路感染等)是急性肾衰竭病情加重或致死的重要原因。因此,急性肾衰竭患者在恢复期日常生活保健中,应注意避免风寒邪气外侵,注意保暖,防止受凉,劳逸结合,注意休息,避免劳累,保持心情舒畅;减少探视人员,避免到公共场所,减少感染机会,避免感冒、感染等的

发生。应该避免使用肾毒性药物,容易造成肾损害的药物如下:

(1) 非甾体消炎药:如阿司匹林、布洛芬、含退热药的感冒药等;

(2) 抗生素:万古霉素、两性霉素 B、庆大霉素、四环素类、先锋霉素、土霉素等药物;

(3) 免疫抑制药物:他克莫司等;

(4) 部分中草药:如关木通、青木香、斑蝥、朱砂等。

2. 加强自我管理和自我监测　急性肾衰竭经过治疗后,少数患者不能完全康复,部分患者会转变为慢性肾衰竭。经过及时正确的救治,急性肾衰竭是有希望完全治愈的,只是时间较长,需要患者积极配合治疗,并调整生活方式。杨霓芝提倡患者应加强自我管理,学会对病情进行自我监测。如合并有血压升高、水肿的患者,应严格控制食用盐的摄入,并在日常生活中坚持使用盐勺等工具加以量化;高血钾时应严格限制食物中钾的摄入,避免食用高钾食物。另外,水肿的患者应监测每天水的摄入量及尿量,测量体重的变化情况,疾病过程中出现尿量增多,血清肌酐逐渐下降提示病情好转。如果尿量减少的情况持续存在,且血清肌酐持续升高,表明病情逐渐进展,情况不佳。血压升高或者波动较大的患者应记录一天中从早晨到中午,再到晚上,安静状态下三个时间段血压的情况。应了解蛋白类食物的种类,并在日常生活中控制蛋白质类食物的摄入量,尽可能选用高生物学价值的动物蛋白。糖尿病患者要监测血糖,同时养成定期监测肾功能、离子、血常规的习惯。

急性肾衰竭患者的肾功能完全恢复需要 6 个月到 1 年的时间。一般经过少尿期、多尿期,进入恢复期的患者就可以出院了,但并不代表完全康复,仍需要定期到医院复诊。如果引起本次急性肾衰竭病因没有去除,例如仍服用损害肾脏的药物、泌尿系结石等诱因,有可能再次发生急性肾衰竭。

3. 规范治疗

(1) 维持机体的水、电解质和酸碱平衡,对症支持治疗很重要。应详细记录每天尿量变化,并注意抽血检查电解质情况。

(2) 正确遵医嘱使用抗感染药物,避免使用肾毒性药物,停用过敏药物。

(3) 正确看待血液净化治疗:血液净化在急性肾衰竭的救治中起到关键的作用,清除毒素,帮助正常的水分、电解质等物质运转排出体外,包括血液透析、腹膜透析、血液滤过等;对纠正氮质血症、心力衰竭、严重酸中毒及脑病等症状均有较好的效果。近年来连续性肾脏替代疗法(continuous renal replacement therapy,CRRT)的应用,使急性肾衰竭患者死亡率大大下降。有些患者畏惧血液净化治疗或担心以后依赖,因而拒绝行血液净化。对此,在急性肾衰竭的早期,肾功能急剧下降,水、电解质、酸碱失衡,机体内环境突然发生严重紊乱,代偿机制来不及发挥作用,所以在少尿期应尽早积极地给予血液净化治疗和生命支持,"留人治病"。患者是否需要血液净化治疗取决于患者疾病的进展情况,应在专科医生的评估、建议下选择血液净化治疗。

四、饮食宜忌

急性肾衰竭,尤其是在少尿期容易导致体内各种离子异常,如高血钾、高血磷、低血钙、低钠血症等,以及血容量增加,营养不良,酸碱失衡等多种情况,因此除了临床治疗,饮食方面的控制也是十分重要的,但是饮食控制应该在监测电解质的情况下进行。

1. 少尿期

(1)严格控制水钠摄入量,保持液体平衡,一般采用"量出为入"的原则,尽量少喝水,根据出汗和排尿情况调整,每日进水量为一天液体总排出量加500ml;食物如水果、面汤、米粥等也含有水,应注意限量。每日食盐量以 3~5g 为宜。

(2)此期的患者食欲较差,很难满足高热量的要求。热量供给应以易消化的碳水化合物为主,要减少蛋白质和非必需氨基酸的摄入,减轻肾脏负担,防止氮质废物滞留加重。蛋白质要尽量给予动物性蛋白,以高生物价低蛋白为原则。

(3)高血钾时尽量少吃含钾食物。有些食物钾含量较高,如香蕉、橙子等瓜果,海带、紫菜以及土豆等块根类食物。

2. 多尿期 前 1~2 天仍按少尿期的治疗原则处理。尿量明显增加后要特别注意水及电解质的监测,尤其是钾的平衡。为防止脱水、低钾血症、低钠血症的发生,饮食也需要进行相应改变,改变的依据是电解质、钙、磷、镁等血液指标的变化。一般钠、钾、水分不限制,并可选用含钾量高的蔬菜、水果等,多尿期饮水量根据尿量和输液量,最好听从医生建议补充。在氮质血症已逐步消除的条件下,可逐日增加蛋白质的摄入量。

3. 恢复期 急性肾衰竭恢复后没有特殊的饮食禁忌,均衡营养即可。

4. 食疗药膳

(1)红萝卜马蹄白茅根竹蔗水

组成:红萝卜 100~150g,白茅根 30~60g,马蹄 5~10 颗,竹蔗 250g,糖少许。

用法:加水约 1 000ml,煲熟代茶,频频口服。

功效:清热祛湿。

适应证:适用于急性肾衰竭少尿期湿热蕴结证。

(2)人参胡桃煎

组成:人参 3g,胡桃肉 3 个。

用法:加适量水同煎 1 小时,饮汤后将人参及胡桃肉食之。

功效:益气健脾益肾。

适应证:适用于多尿期脾肾气虚或阳虚为主的患者。

(3)冬瓜扁豆薏苡仁水

组成:冬瓜 150g,扁豆 30g,薏苡仁 60g。

用法:加水约 1 000ml,煲熟,少许油盐调味,代茶频频饮服。

功效:健运脾胃。

适应证:适用于恢复期脾胃虚弱者。

五、情志调节

不良情绪反应能够影响神经、内分泌、心血管、消化等系统的功能。杨霓芝建议,对患者的消极情绪应该多以疏导,鼓励患者克服消极的情绪,客观地认识、接受疾病,了解治疗方案,应调畅情志,树立起战胜疾病的信心,保持精神愉快,使气血畅达而避免产生气滞血瘀,以防病情加重或复发。

六、生活调摄

注意气候的变化,特别是秋冬季节气温变化剧烈,应及时增添衣被,防寒保暖,防止外邪诱发,加重病情。急性肾衰竭死亡率高,是极为危重的疾病,因此急性肾衰竭患者在少尿期不建议进行身体锻炼。由于疾病恢复需要时间较长,所以恢复期可以进行适量活动,避免过度劳累。

七、"治未病"思想在急性肾衰竭中的应用

(一)未病先防

预防急性肾衰竭的关键在于控制血糖、血压和心血管疾病,原来就有各类肾脏疾病的患者更应小心急性肾衰竭的发生。不乱吃药,不乱吃保健品。如有结石或前列腺增生等疾病,以及尿频、尿急等排尿困难症状时应及时就诊。积极治疗原发病,及早发现有导致急性肾衰竭的危险因素并迅速去除,是防止发生急性肾衰竭的关键。对于可引起急性肾衰竭的原发病,如外伤、烧伤、严重感染等,应进行积极的治疗。对于创伤患者,应立即就医,清除坏死组织和感染灶,遵医嘱合理使用抗生素,及时控制感染,但需注意避免使用肾毒性

药物。

（二）既病防变

既病之后防其传变，强调早期诊断和早期治疗，及时控制肾脏病的发展和并发症的发生。

急性肾衰竭属中医"癃闭""关格""水肿"等范畴，外因感受六淫疫毒，内因伤于饮食情志，不内外因为意外伤害、失血失液、中毒虫咬等，形成火热、湿毒、瘀浊之邪，壅塞三焦，决渎失司，而成癃闭。热毒上壅于肺，肺失清肃，水道不利；湿热中遏于脾，正气不得升降，运化失常，水不能下渗膀胱；浊邪下阻于肾，开合失司；失血失液，阴津耗竭，水无化源而致癃闭、水肿之症；湿热中阻，气机升降失常，胃气上逆，则见恶心呕吐之症。本病的基本病机为本虚标实，病位在肾，与肺、脾、三焦、膀胱关系密切，正虚包括气、血、阴、阳的虚损，实邪有湿浊、瘀血和痰，可伴有水停为患，有时兼夹外邪。其演变过程，往往因实致虚，继而在虚的基础上又产生实邪。一般初期多为火热、湿毒、瘀浊之邪壅塞三焦，影响其通调水道的功能，以实热为主；病至后期，以脏腑虚损为主。

杨霓芝主张应用中西医结合，内服和外治相结合的方法，对于病情较轻的患者单纯采用口服中药尿毒康颗粒、大黄胶囊、三芪口服液（通脉口服液），配合结肠透析等，结合西药对症处理进行治疗，取得良好的效果；对于病情危重的患者，则应以中医药配合早期血液净化治疗，争取在早期血液透析或腹膜透析过程中，配合中药尿毒康颗粒、大黄胶囊、三芪口服液（通脉口服液）以及中药结肠透析等治疗，以减少并发症，促使病情迅速向好的方面转化，有效降低病死率。在多尿期和恢复期，重点使用中药辨证施治，能加快患者的康复进程。

急性肾衰竭少尿期，多以邪实为主，按照"急则治其标，缓则治其本"的原则，此时以清热解毒利水为主；此期应尽早积极给予血液净化治疗。多尿期由于肾脏浓缩功能尚差，多以正气亏损为主，可兼余邪未清，临床表现以气阴两虚、湿热余邪、肾阴亏虚为主证。此时应注重扶正固本，以健脾补肾、益气养阴为主，佐以活血泄浊，方以参芪地黄汤加减；若腰膝酸软者可加杜仲、牛膝等；若咽干、心悸、虚烦不眠者可加制何首乌、麦冬、五味子等；若食欲不振、腹胀、便溏可加白术、茯苓、山药等。恰当使用攻逐药物，如果有实证表现，夹邪征象，尿素氮进行性升高，尿闭等，可考虑使用大黄等攻逐药物；如果存在明显失水，大便滑脱不禁，低钠血症，进食少，血压极低等，则慎用攻逐药物。恢复期临床多属虚证，虽然患者实验室指标基本正常，临床症状消失，但并没有完全恢复，所以应该积极保护肾功能，避免肾毒性药物、食物的接触，促进肾功能的完全恢复。以健脾补肾、益气活血为法，方以六味地黄丸和四君子汤加减，若食欲不振、疲倦乏力明显者可加黄芪、山药益气健脾;若夜尿频繁、清长可加金樱子、芡实、覆盆子等补肾固摄的药物。杨霓芝在临床实践中常常叮嘱患者生活规律、避免劳累,保持心情舒畅,同时建议患者长期服用三芪口服液。

　　杨霓芝主张中医辨证与中药药理研究相结合,但提出中药的药理研究必须以中医辨证为基础。肾功能的恢复必须等待肾小管上皮细胞自身再生和修复。因此,促进肾小管上皮细胞的增殖和再生,就起到缩短病程,提前恢复肾功能的作用。现代研究证实许多中药如冬虫夏草、人参、丹参、大黄等都具有促进肾小管上皮细胞的再生和修复的作用。金水宝胶囊、百令胶囊等虫草制剂补益肺肾,促进肾小管上皮细胞再生和修复,对促进肾功能的恢复有一定帮助,尤其适用于体质虚弱、经常感冒的患者。但如果服用金水宝或百令胶囊后出现"上火"的症状,如口干咽痛、口舌生疮等,就不适合继续服用了。

　　(三)瘥后防复

　　急性肾衰竭如能早期获得诊断,及时去除诱因,采取有效恰当的治疗措施,大部分可基本或完全恢复肾功能。杨霓芝非常注重瘥后防复,在患者病情稳定或痊愈后,要遵医嘱维持用药或停药,同时告知患者可从情志调理、饮食起居、适时锻炼、增强体质着手摄生。叮嘱患者要调畅情志,保持良好的心态;平时注意避风寒,外出时或季节变化时,要随气候变化而增减衣服,以防感冒、感染;节饮食,不乱吃保健品,避免摄入肾损害食物及药物,对于老年人、原有肾脏疾病、糖尿病患者等,应慎重使用造影剂。起居有常,不过度劳累,不熬夜,适当锻炼身体,增强体质,提高机体抗病能力,从而达到预防疾病复发或加重的目的。

(段小军)

参考文献

[1] BELLOMO R,RONCO C,KELLUM JA,et al. Acute renal failure-definition,outcome measures,animal models,fluid therapy and information technology needs:the Second International Consensus Conference of the Acute Dialysis Quality Initiative(ADQI)Group. Crit Care 2004,8:204-212.

[2] KHWAJA A.KDIGO clinical practice guidelines for acute kidney injury[J].Nephron Clin Pract,2012,120(4):179-184.

[3] 杨霓芝,黄春林.泌尿科专病中医临床诊治[M].2版.北京:人民卫生出版社,2005. 553-585.

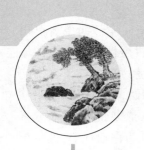

第五章
糖尿病肾病

糖尿病肾病是由糖代谢异常引发的肾小球硬化症,是糖尿病最主要的微血管病变表现之一,主要临床表现为蛋白尿、高血压、水肿以及渐进性肾功能损害,晚期可出现严重肾衰竭。糖尿病肾损害已成为终末期肾衰竭的首要病因之一。糖尿病肾病的诊断分为病理诊断和临床诊断,其中肾脏病理被认为是诊断的金标准,常见肾小球系膜增生、基底膜增厚和 K-W(Kimmelstiel-Wilson)结节、肾间质纤维化、肾微血管硬化等病理类型,但目前糖尿病肾病的常用诊断方法主要是临床诊断,即主要依据临床表现和实验室检查进行诊断,如尿蛋白和糖尿病视网膜病变等。其中微量蛋白尿是糖尿病肾病早期的主要临床表现,因此,被认为是目前最可靠敏感的糖尿病肾病早期检测指标。中医学中并无糖尿病肾病的病名,根据其症状与治疗记载,将其归属于"尿浊""消肾""水肿""关格"等范畴。

一、临床表现

糖尿病肾病起病隐匿,缓慢进展,临床表现根据疾病所处的不同阶段有所差异。早期糖尿病肾病除糖尿病症状外,一般缺乏肾脏损害的典型症状,实验室检查以肾小球滤过功能亢进和持续性微量白蛋白尿(urine albumin excretion,UAE 20~200μg/min 或 30~300mg/24h)为主要表现,可有间歇性蛋白尿发生,肾小球滤过率估计值（eGFR）可无异常，血压轻度升高。临床期糖尿病肾病患者可出现水肿、血脂紊乱、低蛋白血症等肾病综合征表现，以及进展性显性白蛋白尿（UAE>200μg/min，或持续尿蛋白 >0.5g/24h），其中肾小球滤过率估计值以平均每月 1ml/（min·1.73m²）的速度下降。糖尿病肾病终末期时，肾小球滤过率估计值多 <10ml/（min·1.73m²），尿蛋白量增加或可因肾小球荒废而减少，血尿素氮和肌酐升高至正常值数倍以上，伴严重高血压、水肿、低蛋白血症等，甚至伴有头晕目眩、胸闷气促、恶心呕吐、皮肤瘙痒、手足搐搦等尿毒症症状。对于早期糖尿病病史较长的患者，出现持续性微量白蛋白尿（UAE 达 20~200μg/min或尿蛋白定量 <0.5g/d），即应拟诊早期糖尿病肾病。由于其肾脏病变为隐性慢性进行性损害，故当临床症状出现时，肾脏的损害已经相当严重和广泛。杨霓芝主张治疗的重点应该放在早期，可以采用中医药治疗、积极控制血糖等规范治疗，同时患者需加强自我管理和规律服用药物，定期复诊和检查。

二、早期识别

糖尿病肾病早期，肾脏病理改变尚可逆转，如若及时进行有效的治疗，可以阻止糖尿病肾病的进一步发展。糖尿病肾病早期患者一般无明显不适，故易错过最佳的治疗时期而进展到糖尿病肾病临床期。进入临床期后，患者不仅出现肾脏损害的临床表现，肾脏病理改变已难以逆转，肾小球滤过率估计值可以以每月 1ml/（min·1.73m²）的速度下降，发展到尿毒症期的平均时间约为 6年，且在此阶段延缓肾衰竭尤为困难，病情将进行性发展，终将进入尿毒症期，因此，对糖尿病肾病进行早期识别及诊断极其重要。

糖尿病肾病的确诊应根据糖尿病病史、临床表现、实验室检查及病理检查等结果综合起来作出判断，其中微量白蛋白尿是诊断早期糖尿病肾病的主要依据，其评价指标为尿白蛋白排泄率（UAE），然而，临床观察尿白蛋白对诊断糖尿病肾病的特异性不足，对预测病情的转归也存在明显局限性，因此需进行长期随访、多次检测，需排除其他可引起白蛋白尿的病因（24 小时内剧烈运动、感染、发热、高血压危象、充血性心力衰竭、怀孕），且结果重复时方可做出判定。此外，诊断糖尿病肾病时需除外其他肾脏疾病，必要时做肾脏病理穿刺即可确诊。

三、保健要点

为尽可能地保护肾功能，延缓肾损害，改善临床症状，杨霓芝提出糖尿病肾病的保健要点为早期发现，长期监测，控制危险因素，积极引导患者规范诊疗。

（一）控制危险因素

大量临床观察表明控制多种危险因素（血糖、血脂、高血压、尿蛋白等）能使糖尿病肾病患者肾衰竭的比例明显下降，生存率明显增加。因此，我们需要通过控制血糖、控制血压、减少尿蛋白、纠正脂质代谢紊乱等方式降低危险因素。

1. 控制血糖 国外研究表明，严格控制血糖可减少糖尿病肾病的发生或延缓其病程进展。一般人临床血糖控制目标是糖化血红蛋白（HbA1c）不超过7%，但对中老年患者或者有低血糖风险的患者应适当放宽。因此，杨霓芝倡导糖尿病患者糖尿病饮食、改变生活习惯、控制血糖等措施，预防或延缓糖尿病肾病的发生。

2. 控制蛋白尿 研究表明，蛋白尿是糖尿病肾病进展的危险因素之一，积极控制蛋白尿，对于延缓肾损是关键。蛋白尿中的白蛋白是人体流失的精微物质，若不予以控制必使"虚益虚"。临床上，杨霓芝常根据患者的临床表现及实验室检查等，以中医中药治疗为主，中西互参，嘱咐患者坚持服药，遵从医嘱，定期复查。

3. 控制血压 高血压是加速糖尿病肾病进展的重要因素已得到广泛证实，在2型糖尿病肾病患者中，收缩压超过140mmHg的患者，其肾功能下降速度为收缩压<140mmHg患者的数倍。英国前瞻性糖尿病研究（UKPDS）显示，在处于糖尿病早期的糖尿病患者中采用强化的血压控制，可以显著减少糖尿病微血管病变发生的风险。大量临床观察也证实，严格控制高血压能明显减少糖尿病肾病患者尿蛋白水平，延缓肾功能损害的进展，因此，杨霓芝建议患者积极遵从医嘱，规律服药，争取控制血压至理想的靶目标水平。

4. 调节血脂 糖尿病肾病患者常并存脂质代谢紊乱，目前普遍认为脂质代谢紊乱是全身广泛血管硬化和内皮功能损害的主要危险因素，且可改变肾小球基底膜的磷脂成分，致使肾小球基底膜的通透性增加，进而引起血浆蛋白漏出，因此，杨霓芝建议患者低脂饮食，适当服用降脂药，尽量调节血脂至正常水平。

（二）正视疾病

对糖尿病肾病患者而言，在专科医生指导下，积极配合及接受治疗，对患者病情控制及生活质量的提高而言至关重要。除积极的药物治疗外，长期的综合治疗也极为重要，然而综合治疗涉及患者的饮食习惯、生活方式等各个方面，需要医患之间的默契配合才能发挥更好的作用，因此我们可以开展各种形式的健康知识宣讲,或通过其他一些互动平台使患者及其家属了解更多的糖尿病肾病卫生保健知识,以提高患者的自我护理意识与能力和治疗的依从性。在医患互动中,医生还可以坚持以因人施教、循序渐进为原则制定教育方案,教育的内容可以包括营养调养、心理辅导、运动规划、自助治疗教育等,帮助患者养成良好的生活方式,定期自我监测的习惯,以及端正认识疾病的态度和树立战胜疾病的信心。

(三)规范治疗

根据《2014年糖尿病肾病防治专家共识意见》:糖尿病肾病的防治分为三个阶段。第一阶段为糖尿病肾病的预防,对重点人群进行糖尿病筛查,发现糖耐量受损或空腹血糖受损的患者,采取改变生活方式、控制血糖等措施,预防糖尿病及糖尿病肾病的发生;第二阶段为糖尿病肾病早期治疗,出现微量白蛋白尿的糖尿病患者,予以糖尿病肾病治疗,减少或延缓大量蛋白尿的发生;第三阶段为预防或延缓肾功能不全的发生或进展,治疗并发症,出现肾功能不全者考虑肾脏替代治疗。糖尿病肾病的治疗以控制血压、控制血糖、减少尿蛋白为主,还包括干预生活方式、纠正脂质代谢紊乱、治疗肾功能不全的并发症、透析治疗等。

由于肾功能不全可以使药物经肾脏的排泄量减少或使其活性代谢产物的清除率降低,可引起诸如低血糖等不良反应,因此,治疗药物需在医生的建议下酌情减量或停药。临床研究也发现,在肾功能进行性减退时,他汀类引起肌病的发病风险与其剂量密切相关,故应当视肾功能的减退调整他汀类的剂量。此外,血管紧张素转换酶抑制剂(ACEI)和血管紧张素受体拮抗剂(ARB)是目前被推荐作为治疗糖尿病肾病的一线药物,但二者不能同时使用,且使用期间应监测血清肌酐或 eGFR 及血钾水平。当 ACEI 或 ARB 降压效果不理想时,可联合使用钙通道阻滞剂、β 受体阻滞剂、噻嗪类或袢利尿剂等降压药物。

四、饮食宜忌

1. 饮食控制

糖尿病肾病患者建议少吃油炸、煎炒、烧烤食物,忌暴饮暴食,忌烟、酒。杨霓芝建议糖尿病肾病患者宜清淡饮食,认真控制主食量,要定时定量,少吃多餐,适时增加蔬菜等膳食纤维的摄入,保持大便通畅。

糖尿病肾病常并发高血压、高血脂、高尿酸等多种代谢相关性疾病,因此,糖尿病肾病的饮食控制要做到总热量的控制,主辅食均衡搭配,合理分配蛋白质、脂肪、碳水化合物,同时需保证充足合理的膳食纤维和微量营养素。早期研究显示,低蛋白饮食可改善糖尿病肾病患者肾小球的高滤过、降低蛋白尿、抑制肾脏纤维化,从而减缓肾功能损伤的进程,因此《慢性肾脏病蛋白营养治疗共识》建议,对于糖尿病肾病患者从出现显性蛋白尿起即应减少饮食蛋白,建议蛋白质入量 0.8g/(kg·d),从 eGFR 下降起即应实施低蛋白饮食,推荐蛋白质入量 0.6g/(kg·d),并可同时补充复方 α-酮酸制剂 0.12g/(kg·d)。实施低蛋白饮食治疗时,患者的热量摄入应基本与前述非糖尿病肾病患者相似,肥胖的 2 型糖尿病患者需适当限制热量,直至达到标准体重。对于合并有高尿酸血症患者,应该低嘌呤饮食,由于大量嘌呤在机体内代谢会加重肾脏负担,而芹菜、菠菜、花生、鸡汤、各种肉汤、猪头肉、沙丁鱼及动物内脏等都含有大量嘌呤,故应该严格限食。糖尿病肾病患者容易出现脂质代谢紊乱,血脂水平升高,加速了肾动脉硬化的发生和发展,因此,必须严格控制脂肪的摄入量,一般以每千克标准体重 0.6g 给予,约占每日总热量的 20%~25%(包括烹调用油和食物中所含的脂肪)或者更低,且脂肪的摄入,应以不含饱和脂肪酸的植物油为主,尽量不食用动物性脂肪。在糖尿病肾病出现显性蛋白尿时,常容易出现水肿,一旦出现浮肿表现,要严格控制水分的摄入,并监测尿量的变化,避免体内水分过度潴留,引起心功能不全。如果发热、呕吐、腹泻等症状时应适当的再补充液体,掌握量出为入的原则。

2. 食疗药膳 针对患者病情选用食疗方案,可结合辨证,使用以下药膳辅助治疗:

(1) 芪玉汤

组成:黄芪、玉米须、糯稻根各 30g。

用法:煲水分次代茶饮。

功效:益气健脾祛湿。

适应证:适用于糖尿病肾病见气虚乏力,动则汗出,双下肢浮肿,尿检蛋白阳性者。

(2) 消蛋白粥

组成:芡实 30g、白果 10 枚、糯米 30g。

用法:上物加水煮粥,分次口服。

功效:健脾固肾涩精。

适应证:适用于糖尿病肾病尿蛋白阳性,并见腰酸腿软,须发早白,失眠健忘者。

五、情志调节

叶桂《临证指南医案·三消》即说:"心境愁郁,内火自燃,乃消症大病。"指出肝气郁结等情志失调是消渴的病因之一。现代医学认为：心理因素与躯体活动及病情密切相关，情绪紧张可导致交感神经兴奋，胰高血糖素分泌增加，葡萄糖生成输出增多而血糖升高，故临床上常见晚期糖尿病肾病患者因情志抑郁等不正常的心理因素影响治疗效果，加速糖尿病肾病病情的进展，且明显降低患者生存质量。总之，在医患沟通中要做好患者的思想工作，使之配合治疗，消除精神紧张、思想顾虑，正确对待疾病，增强战胜疾病的信心。

六、适当运动，劳逸结合

长期规律的运动可通过提高胰岛素敏感性以改善糖耐量、改善脂质代谢、改善内皮功能等，延缓糖尿病及糖尿病肾病进程。鼓励糖尿病肾病患者进行与其心血管健康状况和耐受性相适应的体力活动，一般患者每周应至少进行150分钟以上中等强度的有氧运动，每周至少运动3天。对于进展至终末期肾病（ESRD）的糖尿病肾病患者，每周至少2~3次的有氧运动或对抗性运动，可有利于控制血压、减轻炎症、改善生活质量。此时应当注意的是过度的运动可因过度耗能诱发低血糖，也可因胰岛素水平不足而诱发酮症，因而运动项目、运动强度、持续时间的选择都要坚持个体化原则，建议糖尿病肾病患者在专业人士的指导下制定合理的运动规划。此外，早期患者可适当进行内养功、气功和太极拳等运动，通过调息运气，放松入静，运动肢体，活动筋骨，有助于疏通经络，流畅气血，调和阴阳等作用。

七、"治未病"思想在糖尿病肾病中的应用

（一）未病先防

糖尿病肾病是糖尿病演变而来，我们可以通过早期治疗糖尿病和调整患者生活方式、饮食习惯来延缓其向糖尿病肾病发展，以做到未病先防，既病早治，预后调护。

（二）既病防变

糖尿病肾病是由糖尿病发展而来的重要微血管病变，故需要对糖尿病人群进行重点筛查，对伴有或没有微量白蛋白尿的糖尿病患者，采取改变生活方式、控制血糖、减少尿蛋白等方式，预防或延缓肾功能不全的发生或进展。杨霓芝在长期临床实践中，总结出防治糖尿病肾病的主要观点：强调早期发现，预防与治疗相结合；主张宏观辨证与微观辨病结合，充分发挥中西医治疗优势。

糖尿病肾病由消渴病日久不愈发展而来，与先天禀赋、劳倦耗损、饮食不

节、情志失调等密切相关;病位在肺脾胃肾,可涉及五脏六腑,糖尿病肾病的病机为燥热炽盛,肾气阴亏损,临床表现多为虚实夹杂,且在不同阶段其虚实各有偏重。杨霓芝根据糖尿病肾病病程演变的联系性、阶段性等特点,将其概括为"三期三证":早期糖尿病肾病期,多辨证为气阴两虚证;临床期糖尿病肾病,辨证多属脾肾(气)阳虚证;终末期糖尿病肾病,患者多出现肾功能不全,多辨为阴阳俱虚,浊毒聚生。

肺脾肾虚损是糖尿病肾病的基本病理,其脏腑功能的失调,会使气血津液运行或功能障碍,进而水湿、瘀血、痰浊等实邪内生。湿或由肺失宣降,津液不能敷布,或由脾失健运,水液不能转输,或由肾阳虚损,不能蒸腾水液等产生,湿聚为水,积水成饮,饮凝成痰,水湿、痰饮其形态不一,但其特性相同,具有黏滞等特点,易致病患缠绵难愈;血行脉道,依靠诸脏腑的协调运行而能周环全身,因此,血瘀或由肺脾肾久病致使气虚血停,或由阴虚炽盛致使血热脉损,或由水蓄脉道,致脉络阻滞等造成,瘀血是糖尿病肾病继续发展的重要因素之一,其对糖尿病肾病的病理作用主要是微血管损害,临床上,杨霓芝常结合糖尿病肾病的临床表现、生化检查、病理检查等判断微血管病损的程度,在辨证论治的基础上,有针对性地分别或综合地选择活血、化瘀、通络之法。

杨霓芝认为"气虚血瘀"是贯穿糖尿病肾病的基本病机,而益气活血法则应为治疗糖尿病肾病的基本治法,研究表明:自身免疫系统紊乱与凝血机制异常的联合作用是引起肾脏病损的主要发病机制,这符合中医"气虚血瘀"的基本病机,也可以被作为"益气活血"方法的客观理论依据。"益气活血"法既可抑制特异性免疫反应,增强对免疫复合物的吞噬作用,又可促进恢复免疫炎症介导的异常凝血功能。杨霓芝常以益气活血药物为基本治疗药物,健脾益气常用中药有黄芪、党参、太子参、山药、白术、菟丝子等,活血化瘀常用中药有丹参、桃仁、红花、泽兰、三七、延胡索、益母草等。常喜用黄芪配三七作为基本益气活血药物,该药对通过临床及动物实验证明具有调整机体的特异性免疫功能和改变凝血功能紊乱状态的效果。

糖尿病肾病早期以气阴两虚表现为主,治当以健脾益气,补肾滋阴,杨霓芝常以益气滋肾汤加减,同时强调用药宜平和,不能强温刚补、苦寒滋腻,主要组成为黄芪,太子参,山萸肉,女贞子,丹参,桃仁,红花,山药,茯苓,泽兰。除此之外,可以在医生指导下辨证选择一些中药作为饮食治疗:口渴多饮、消谷善饥者,可以食用太子参、北沙参、西洋参、山药、生地黄、女贞子、旱莲草等;若肾阴虚较重者,可以食用熟地黄、石斛、黄精、天冬、鳖甲胶等;若胃阴虚者,可以食用麦冬、玉竹、沙参等;若精神倦怠,四肢疲软较著者,可食用黄芪、人参、党参、灵芝、冬虫夏草、莲子、芡实、白术、砂仁、木香等健脾益气之品;若水肿明显者,可以食用玉米须、土茯苓、薏苡仁、泽泻、猪苓、茯苓皮、益母草等利水消肿;若湿热重者,可以食用蒲公英、鱼腥草、野菊花、菊花、黄芩、鲜茶叶清热,菜品中可以酌加陈皮、豆蔻仁、藿香、砂仁等,以醒脾开胃,行气祛湿。

糖尿病肾病中期以脾肾气(阳)虚为主,治当以健脾益气,补肾固精。气为阳之渐,当气损到一定程度会表现为阳虚状态,阳虚无以化水,此时治宜补肾温阳,健脾利水,杨霓芝多用黄芪、党参、淫羊藿、肉桂、杜仲、菟丝子、牛膝、桂枝、白术、茯苓、泽泻等。此外,本期可见持续性大量蛋白尿或尿浊,白蛋白为人体精微物质,由水谷精微所化,并由肾气行摄于脉道之中,或由肾气亏损,固摄失职,或由瘀损脉络,才致精微渗漏,故治疗过程中当审证求因,血瘀者可加路路通、鸡血藤、丹参等活血通络,也可以酌加水蛭、僵蚕、蜈蚣等虫类药物,现代医学研究证明其具有减少蛋白尿的功效;虚者常配伍芡实、覆盆子、金樱子等补肾固精以治疗蛋白尿。

终末期糖尿病肾病时,多为脏腑衰败,浊毒聚生,此时属中医虚劳、关格、闭证病等范畴,治当以“急则治标,缓则治本”为原则,建议患者及时就诊,遵从医嘱规范治疗,本期易出现危急重症,在急性期常须配合降压、利尿、抗感染、透析、灌肠等对症处理;稳定期时,宜按中医辨证论治,滋肾助阳,降浊化瘀,方以真武汤合导痰汤加减。

(三)瘥后防复

对于病情稳定的患者,杨霓芝建议规律复诊,坚持服药的前提下,在日常生活中做到以下几点,有利于避免病情的快速变化。

1. 遵从医嘱,规范控制血糖　对糖尿病患者的血糖,最好尽可能控制在正常范围,是预防糖尿病肾病的重要措施;早期糖尿病肾病不一定伴有典型的临床症状,故需定期检测尿蛋白,此外,早期检查眼底,观察有无糖尿病眼底改变以从侧面了解有无糖尿病肾病的发生。

2. 调整饮食方式　患者应在医生或营养专家的建议下,计划具体安排每一餐,合理分配主食,适量增加膳食纤维、维生素及微量元素,在进入糖尿病肾病早期时应该限制蛋白质的摄入,对于出现肾病综合征的患者,除限制钠盐外,需要适当增加碳水化合物摄入量,同时每日以摄入 0.6g/kg 的优质蛋白为佳。

3. 调整生活方式　包括减肥、禁烟和加强体育锻炼。劳逸适当,早期应该鼓励轻微运动,如练气功、打太极拳、散步等,避免重体力和急剧运动。

总之,糖尿病肾病属于慢性病,患者应该坚持用药的同时,需要养成自我管理的好习惯,这样对延缓病情的进展具有重要的意义。

（张 蕾 李晓朋 黄馨怡）

参考文献

［1］王海燕.肾脏病学［M］.3版.北京:人民卫生出版社,2008.1414-1421.

［2］王立新.杨霓芝主任医师治疗糖尿病肾病经验拾萃［J］.中医药研究,2000(06):36-37.

［3］杨霓芝,李芳,徐大基,等.糖尿病肾病分期辨证治疗的探讨［J］.辽宁中医杂志,1999(01):16-17.

［4］侯海晶,杨霓芝.杨霓芝治疗糖尿病肾病的经验［J］.湖北中医杂志,2012,34(07):24-25.

［5］张再康,杨霓芝,王立新,等.杨霓芝应用益气活血法治疗糖尿病肾病的学术思想探讨［J］.中国中医基础医学杂志,2009,15(08):603-604.

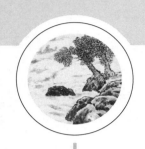

第六章
高血压肾病

高血压肾病系原发性高血压引起的肾脏结构和功能损害,分为良性高血压肾硬化症和恶性高血压肾硬化症。前者是由于良性高血压(≥140/90mmHg)长期作用于肾脏所致,后者指在原发性高血压基础上发展为恶性高血压(舒张压>130mmHg)后引起的肾脏损害。肾脏本身用于过滤体内毒素,通过尿液排出多余的水和钠盐,同时防止蛋白、血细胞等漏出血管。高血压使得血管内血液压力升高,导致蛋白漏出至尿液里,蛋白一旦漏出会对肾脏的滤网系统造成破坏。高血压长久控制不佳,造成的结构破坏难以逆转,就会逐渐出现肾功能损害,甚至慢性肾衰竭,其最后严重的阶段为尿毒症。高血压和肾损害如果同时存在,会互为因果,互相加重。

一、临床表现

人体的肾脏器官有一定的代偿能力,其在临床上的具体表现比病理损害要滞后很多,因此当人体的肾脏出现了比较典型的临床症状的时候,预示着肾脏所受到的损害已经不可逆转了,不及时进行治疗会导致非常严重的肾衰竭。高血压肾病患者的主要临床表现有食欲不振、精神乏力、恶心呕吐、头晕头痛、胸闷气促、心悸心慌以及视力减退等,另外有少数患者的临床症状不是特别的明显,仅仅表现为夜晚尿频,而且尿量增加。良性高血压肾硬化症患者年龄多在 40~50 岁以上,高血压病史 5~10 年以上。早期仅有夜尿增加,伴微量白蛋白尿,继之出现蛋白尿(一般为 + 至 ++),部分患者可出现少量红细胞尿。高血压可导致其他脏器并发症,如动脉硬化性视网膜病变、左心室肥厚、脑卒中。病程进展缓慢,少部分渐发展成肾衰竭,多数患者肾功能常有轻度损害和尿常规异常。

恶性高血压肾硬化症,表现为舒张压 >130mmHg,血尿(显微镜下血尿甚至肉眼血尿),蛋白尿,甚至少尿无尿,化验肾功能血肌酐迅速升高,短期内就可发展至尿毒症,常伴随其他脏器损害,如头痛、嗜睡、抽搐、昏迷、视物模糊、视力下降甚至失明、心脏扩大、心衰。

对于高血压肾病患者而言,一定要养成自我管理的习惯,密切监测血压,控制血压达标,规律复诊,定期检查尿常规、尿蛋白定量及肾功能,关注病情的变化。

二、早期识别

因肾有强大的贮备能力,早期肾脏病变往往没有或极少有症状和体征,故早期诊断很大程度上依赖于实验室检测。同时结合高血压病史等其他临床资料做出客观结论。已确诊患有高血压可导致肾病变的患者,年龄在 40 岁以上,高血压病史 5 年以上,有夜尿增加症状者,为尽早发现肾损害,需早做检查,应选择和应用较敏感的尿微量蛋白、$\alpha1$-MG、$\beta2$-MG、Ccr 等。微量白蛋白尿是高血压早期肾损害的信号。为了标准化和临床实践的需要,国际上一致以 UAE>20μg/min 或 30mg/24h 总蛋白作为微量白蛋白尿的临界值。另外还有超声多普勒肾血流测定:在原发性高血压患者中,轻、中度的肾小动脉和微动脉的异常是很常见的,早期约有 2/3 的人存在肾血管的调节异常,肾血流可因微动脉的收缩而减少。超声多普勒肾血流测定不仅可以很清楚地看到肾内血管,而且可以准确测量肾血流速度,推测肾内血管床阻力,已被逐渐应用到肾功能评价。

三、保健要点

对高血压肾病患者而言,正确认识疾病规律,了解影响疾病进展的危险因素,并在专科医生指导下,积极配合及接受治疗,对患者病情控制及生活质量的提高而言至关重要。为尽可能地保护肾功能,延缓肾损害,杨霓芝提出高血压肾病的保健要点为控制血压,积极调整生活方式,积极配合治疗。

(一)控制危险因素

1. 控制血压 一旦高血压诊断确立(即血压 >140/90mmHg),推荐 CKD

患者无论其是否合并糖尿病,应在生活方式调节的同时启动降压药物治疗;60~79 岁老年人血压 >150/90mmHg 应开始降压药物治疗;80 岁以上高龄老人血压 >150/90mmHg,可以开始降压治疗。总体来说,建议 CKD 患者血压控制目标为 <140/90mmHg,合并显性蛋白尿(即 UAE>300mg/24h)时血压可控制在 ≤130/80mmHg。并应在治疗过程中评估患者血压达标的获益和风险,并相应调整治疗目标。在患者能耐受的情况下,推荐尽早血压达标,并坚持长期达标。评估血压是否达标的治疗时间为 2~4 周,达标则维持治疗;未达标需评估患者治疗依从性和可能影响血压控制的合并用药,并及时调整降压用药方案。治疗耐受性差或高龄老年人的血压达标时间可适当延长。杨霓芝强调当使用降压药物治疗 CKD 患者时,应定期评估和检测以预防体位性头晕和直立性低血压。

2. 控制蛋白尿 积极控制蛋白尿,对延缓病情进展至关重要。临床上,根据患者的临床表现、蛋白尿的程度、肾脏病理等,优先选择合适的 ACEI/ARB 类药物,以降压的同时降低尿蛋白;杨霓芝以中医中药治疗为主,衷中参西,嘱咐患者坚持服药,遵从医嘱,定期随访。

3. 避免高盐饮食、肥胖、睡眠障碍、药物等危险因素 非药物治疗包括提倡健康生活方式,消除不利于心理和身体健康的行为与习惯,达到控制高血压以及减少其他心血管疾病发病危险的目的。非药物治疗有明确的轻度降压效果,如肥胖者重量减轻 10kg,收缩压可下降 5~20mmHg。膳食限盐(食盐 <6g/d),收缩压可下降 2~8mmHg;规律运动和限制饮酒均可使血压下降。对于高血压患者及易患人群,不论是否已接受药物治疗,均需进行非药物治疗,并持之以恒。限盐是预防、治疗高血压重要而有效的非药物措施。主要包括减少食盐摄入,每人食盐摄入量逐步降至 <6g/d;减少膳食脂肪,营养均衡,控制总热量;规律运动,强度中等,6~7 次 / 周,持续约 30min/ 次,或累计 30 分钟;控制体脂率 BMI<24kg/m^2,腰围 <90(男),<85cm(女)。坚决放弃吸烟,提倡科学戒烟,避免被动吸烟。限制饮酒不饮酒,如饮酒则少量:白酒 <60ml/d,葡萄酒 <100ml/d,啤酒 <250ml/d。减轻精神压力,保持平衡心理。

(二)加强自我管理和自我监测

高血压肾病应严密监测血压变化情况。因此,杨霓芝提倡患者应加强自我管理,学会对病情进行自我监测。应监测每天血压的变化情况,血压升高或者波动较大的患者应记录一天中从早晨到中午,再到晚上,安静状态下三个时间段血压的情况。对已经出现肾功能损伤的患者,应了解蛋白类食物的种类,并在日常生活中控制蛋白质类食物的摄入量。同时,养成定期监测肾功能、血常规的习惯。对于长期卧床的患者应经常翻身和擦洗身体以防褥疮的发生。对于水肿患者,给予利尿剂,同时进行 24 小时尿量监测。对于出现蛋白尿患者,在进行尿常规、24 小时尿蛋白定量检测同时积极做好蛋白摄入量控制,尤其是尽量减少植物蛋白的摄入。

(三)规范治疗

总体来看,早期的积极治疗对于高血压肾病患者来说是非常关键的,它可以在最大程度上减轻患者的肾脏损伤,针对高血压肾病患者的病理特点以及具体病因,对患者进行有效治疗能够减轻患者的病情。目前对于高血压肾病的主要治疗方法是有效控制患者的血压,同时使用 ACEI/ARB 等药物来降低患者的肾小球内压和蛋白尿等,在治疗的过程中要注意避免使患者过度劳累。ACEI/ARB 等药物可以使高血压肾病患者体内的尿蛋白有效减少,在早期还可以延缓肾功能的进一步恶化,但是对于处于晚期的高血压肾病患者要慎用。

四、饮食宜忌

高血压患者出现肾脏损害后,日常饮食上要兼顾控制血压和保护肾脏功能。

1. 限盐　应限制钠盐摄入,一般高血压肾病患者每日食盐量不超过 5g 为宜,若有重度水肿、心功能不全、严重高血压者,每日食盐量应限制在 3g 以下。

2. 适量摄入蛋白质　蛋白质是人体必需的营养素,在体内代谢后产生的含氮物质,可通过肾脏排出体外。如果蛋白质摄入过多,就会增加肾脏负担,加重肾脏损害;而如果蛋白质摄入不足,则会影响人体的营养供给。因此,患者应根据肾功能状况决定蛋白质摄入量。无明显肾功能损害时,蛋白质摄入量控制在每日 50g 左右;如果出现血肌酐、尿素氮等明显异常,蛋白质的摄入量应减少为每日 20~40g,而且以优质蛋白质(如奶类、鱼肉类等)为主。

3. 限脂　高血压肾病患者应该限制脂肪的摄入量,尤其是动物性脂肪,含胆固醇较高,可加速动脉硬化。

4. 控制热量　热量摄入过高或过低,对高血压肾病患者的病情没有益处,合适的热量应该根据病情决定,一般以维持理想体重为标准。由于这类患者往往有脂质代谢紊乱,所以减少脂肪摄入,不但有助于控制热量,而且还能改善代谢紊乱。

5. 戒烟酒　高血压肾病患者应戒烟酒,因为烟酒的摄入会引起心、脑、肾多器官的损害。

6. 改变饮食习惯　应在医生的指导下,对自己的饮食进行分析,改变不良的饮食习惯,这样才能符合营养要求,提高生活质量。要低盐、低脂饮食,忌食肥甘厚味,戒烟限酒,出现肾功能损伤者,还要低蛋白、优质蛋白饮食。

7. 食疗药膳　"药食同源"是重要的中医药理论之一。中药之中有诸多药食两用之品,如当归、黄芪、百合、薏苡仁、茯苓等,《素问·五常政大论》记载,要维护身体健康,就需要合理饮食,注重搭配,力争做到"谷肉果菜食养尽之,无使过之伤其正也"。中医食疗是指运用中医理论,通过食物的营养成分和药效成分作用于机体,从而达到调和气血,平衡阴阳,防治疾病的目的。中医理论认为"药食同源""药食同性""药食同理""药食同效",食物与药物一样也具有四气五味、升降沉浮和归经的不同。所谓"四气"又称四性,是指食物寒、凉、温、热(平);"五味"是指辛、甘、酸、苦、咸(涩、淡)。食物由于其性味的不同,表现的升降沉浮、归经和功效也不同。中医的体质食疗强调"辨体施膳",根据人体体质类型的不同,采用"热则寒之,寒则热之;虚则补之,实则泻之;燥则润之,湿则祛之"的食疗原则。阴虚体质患者因其体内精、津、液亏损,治则应为滋阴生津、壮水制火,增其津液而清其内热,从而达到阴阳寒热的平衡。饮食宜选用性凉或寒,味甘或苦的食物,禁忌温热性食品。本病以肝肾阴虚,瘀血内阻为主要病理基础,治疗以滋补肝肾,活血化瘀为主。本病发展至肾功能不全时,多以脾肾气虚,湿浊瘀阻为病理基础,宜祛邪扶正并重。根据中医药理论对高血压肾病患者进行合理的饮食调理对疾病的治疗和控制具有重要的作用。中医对疾病的认识强调"整体观念",根据疾病的不同表现"辨证治疗",杨霓芝提出高血压肾病患者应当辨证膳食,合理搭配,药膳协同,推荐高血压肾病患者要选择低热量、低脂肪、低盐量的食物,饮品多选择一些苦丁茶、绿茶、菊花茶、绿豆汤等;同时也要多选择降血压、含维生素较多、性属寒的蔬菜和水果,比如西红柿、芹菜、苦瓜、山药、木耳、梨、苹果、猕猴桃、香蕉等。患者每天要保持食用的果蔬量 400~600g,饮品选择上述的一种;与此同时要少食温性食物,如洋葱、羊肉、生姜、辣椒等,不得食用人参一类的滋养补品。推荐以下膳食辅助治疗:

(1)山楂粥

组成:山楂 30~40g,粳米 100g,砂糖 10g。

用法:先将山楂入砂锅煎取浓汁,去渣,然后加入粳米、砂糖煮粥。可在两餐之间当点心服食,不宜空腹食,以 7~10 天为一疗程。

功效:健脾胃,消食积,散瘀血。

适应证:适用于高血压、冠心病、心绞痛、高脂血症以及食积停滞、腹痛、腹泻、小儿乳食不消等。

（2）桃仁粥

组成：桃仁 10~15g，粳米 50~100g。

用法：先将桃仁捣烂如泥，加水研汁去渣，同粳米煮为稀粥。每日 1 次，5~7 天为一疗程。

功效：活血通经，祛痰止痛。

适应证：适用于高血压、冠心病、心绞痛等。

注意事项：用量不宜过大；怀孕妇女及平素大便稀薄者不宜服用。

（3）天麻鱼头汤

组成：天麻 15g，鲤鱼头半个，生姜 3 片。

用法：加水、油盐适量，文火炖熟，喝汤吃鱼肉。每日 1 次，5~7 天为一疗程。

功效：平肝潜阳。

适应证：适用于肝阳上亢型高血压肾病患者。

五、情志调节

高血压肾病患者往往遭受疾病长期的折磨，身心疲惫不堪，情绪极不稳定，容易出现焦躁、抑郁、恐惧等负面情绪。心理护理有助于患者缓解焦虑情绪、促使机体处于平衡状态，从而避免交感神经过度兴奋等一系列副作用。对此，杨霓芝建议，平素注意情志调节，不宜激动、受生气等不良情绪刺激，注意休息，避免劳累，积极乐观，树立信心。加强对患者的心理护理，这对于稳定病情和控制高血压肾病的发展，改善症状，具有重要意义。

六、"治未病"思想在高血压肾病中的应用

（一）未病先防

高血压期：控制血压，未病先防。杨霓芝将患者表现有高血压而无肾损伤的这一阶段称为高血压期。本阶段治疗的目的是有效控制血压，只有彻底纠正、稳定血压，才能保护肾脏避免损害，为未病先防阶段。高血压临床多因肝肾阴虚、脾虚痰湿而致，临床应审证求因，分而治之。

肝肾阴虚型：本型多见于瘦削之人及情绪波动者，长期精神紧张或忧思恼怒，使肝失条达，肝气郁结，气郁化火伤阴，肝阴耗伤；或患者年高，肾阴亏虚，导致肝阴不足，形成肝肾阴虚，不能涵敛阳气，阳气亢逆上冲而血压升高。阴虚于下，故见口干、烦热、舌红、脉弦细；阳浮于上，故见眩晕、头痛、面色潮红。杨霓芝辨为阴虚阳亢之证，治以滋阴潜阳、平肝息风，方用天麻钩藤汤合杞菊地黄汤加减，处方：天麻、牛膝、黄芩、菊花各 12g，钩藤 18g，石决明（先煎）30g，

杜仲 20g,夜交藤 25g,茯苓、枸杞子、白芍、生地黄各 15g,甘草 6g。烦热较重、小便黄赤者加黄芩、菊花以清内热;眩晕、肢麻甚者加僵蚕、天南星以息风通络;肥胖多痰者加法半夏、全瓜蒌以化痰;血瘀头痛者加丹参、川芎以活血通窍;口干、口腔溃疡者加知母、黄柏、龟板(先煎)以滋阴泻火。

脾虚痰湿型:本型多见于肥胖之人与多食肥甘厚味者,患者饮食不节,肥甘厚味太过,损伤脾胃;或忧思劳倦伤脾,以致脾虚健运失职,聚湿生痰;或肝气郁结,木邪乘土,脾失健运,致使痰湿内生。痰性黏滞,致血涩不行,脑髓失养而头晕、头重,困倦乏力;痰湿中阻,故腹胀痞满、呕吐痰涎、舌淡苔腻、脉弦滑。该类患者之高血压是人体循环系统对痰凝血涩的一种反馈性改变。因此,治当以健脾化痰,佐以活血之法以利血脉。方用半夏白术天麻汤合桃红四物汤加减。若痰阻血脉、胸闷隐痛者加丹参、全瓜蒌以活血止痛、宽胸化痰理气;腹胀、纳呆、便溏者加砂仁(后下)、藿香以行气化浊止泻;痰浊化热、舌苔黄腻者加黄连以清热燥湿。

(二)既病防变,瘥后防复

肾损害期:扶正为主,既病防变。该期以尿白蛋白排泄率异常,或以尿常规蛋白阳性、24 小时尿蛋白定量 >0.5g,但肾功能正常为特点。该期治疗的目的为保护肾脏,延缓肾衰发生。本阶段主要病机是气虚血瘀,气虚责在脾肾两脏。肾虚气化不及,升清降浊的功能受到破坏;脾虚运化失调,气血生化乏源。杨霓芝取滋补先后天之本之意,治以健脾补肾为主,佐以活血利水渗湿,选方多以香砂六君子汤加减,处方:党参、黄芪各 30g,茯苓、淫羊藿、丹参各 15g,木香(后下)、砂仁(后下)、陈皮、法半夏、白术、泽泻、桃仁、红花各 10g。杨霓芝还主张传统的中医学宏观辨证应与现代医学的微观检查相结合,有利于提高临床疗效。如出现微量白蛋白尿,多为脾气亏虚所致,治以健脾益气;尿纤维蛋白降解产物(FDP)含量升高、血液流变学检测全血黏度、血浆黏度升高、动脉硬化等,均可为存在血瘀,应活血化瘀通络;高脂血症应予以健脾化痰。

高血压肾病稳定后,预防或延缓疾病进展至关重要。高血压肾病的发生发展与其生活方式有着密切的关系。不良情绪和不正确生活方式促使病情持续恶化。研究证实,仅 1/3 高血压患者能自觉进行疾病管理,绝大多数患者存在不健康的生活方式。因此,坚持正确的生活方式对高血压肾病有重要意义。不良的生活方式,如暴饮暴食、吸烟、酗酒、缺乏运动等是导致高血压肾病发生、发展的关键因素和核心环节。研究证实,超重、肥胖引起的 BMI 的升高导致尿微量白蛋白排泄增加,加重肾脏损害。同时也有研究表明高血压肾病患者对该疾病认识程度越高,其健康行为水平也越高。因此,养成良好的生活方式和增进对高血压肾病的了解,有望改善高血压肾病症状,从而可以尽早逆转或延缓肾功能损害的发生。患者病情稳定后由医生及营养师共同制订方案按照健康教育计划,对患者进行宣教,嘱其低盐、低脂、低胆固醇饮食,限制总热量的摄取,减少碳水化合物的摄入。促使其改变不良的生活习惯如戒烟、限酒。帮助其选择适宜的体育活动,鼓励其坚持规律有氧运动如慢跑、骑车、游泳及快走等。建立病友互助会,病友之间定期聚会交流,相互支持鼓励。每2周由医生进行一次电话随访,鼓励患者来院参加1次健康知识讲座,医生评估其当前生活方式并观察干预效果。通过对高血压肾病患者生活方式进行干预,在规范用药控制血压、保护肾功能的基础上,进一步增进患者对高血压肾病的了解,督促患者养成良好的饮食习惯及运动方式,这样能有效延缓疾病的进展。

(冷 伟)

参考文献 ●

[1] 程璐,张传方.高血压肾病早期的诊断方法分析[J].黑龙江中医药,2012,41(04):11-12.

[2] 程虹.小动脉性肾硬化症[J].西藏医药杂志,2005(01):23-25.

[3]《中国高血压基层管理指南》修订委员会.中国高血压基层管理指南(2014年修订版)[J].中华高血压杂志,2015,23(1):24-43.

[4] 侯海晶,杨霓芝.杨霓芝治疗原发性高血压病经验[J].上海中医药杂志,2007,41(6):30.

[5] 曹爱琴,包崑.杨霓芝教授分期论治高血压肾病的经验介绍[J].新中医,2010,42(07):138-139.

[6] 左琪,杨霓芝.杨霓芝教授论治良性小动脉性肾硬化特色撷拾[J].中医药学报,2004(02):8-9.

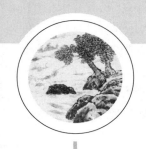

第七章
尿酸性肾病

尿酸性肾病是指尿酸盐沉积于肾髓质、间质或远端集合管所致的肾损害。临床表现以痛风、肾结石为主,表现为单关节或多关节疼痛,伴有肿胀、局部发热及明显触痛,尿结石,排尿困难,血尿等。全身表现还包括发热、心悸、寒战等。本病起病隐匿,进展缓慢,终至慢性肾衰竭,亦可急剧加重,发生急性肾衰竭。发病多在30岁以后,肥胖、喜肉食及酗酒者发病率高,男性多于女性。高尿酸血症可有两种类型的肾损害:一为形成尿酸结石,一为尿酸引起肾实质损害,两者可同时并存。肾实质损害包括慢性尿酸性肾病(亦称痛风性肾脏病)和急性尿酸性肾病。本病归属中医学"痛风""痹证""历节病""血尿""淋证""腰痛""溺毒""虚劳""关格"等病范畴。

一、临床表现

慢性尿酸性肾病最早期主要以肾间质损害为主,首先表现为肾小管浓缩功能下降,出现多尿、夜尿,尿比重降低,尿常规大多正常,可以间歇性出现少量蛋白尿和镜下血尿;急性尿酸性肾病、尿酸性结石则可出现多尿、夜尿,腰腹部绞痛,血尿,尿排砂石,无尿,尿频、尿急、尿痛等症状,也可有关节痛,厌食,恶心呕吐,贫血等;中期则可出现轻度浮肿和低蛋白血症,部分患者可有高血压、腰酸、乏力、头晕、头痛等症状;晚期则浮肿、高血压、低蛋白血症更加明显,并可出现明显的贫血,肾功能不全逐渐加重,最后发展为尿毒症。

二、早期识别

尿酸性肾病如能早期诊断并给予恰当的治疗,肾脏病变可减轻或阻止肾脏病变的进展,如延误治疗或治疗不当,则病情可恶化并发展为终末期肾衰竭而需要透析治疗。虽然高尿酸血症患者仅有部分患者具有临床肾脏表现,但在病理上几乎所有痛风患者都存在不同程度的肾损害,不少患者往往发展到肾衰竭才到专科就诊,因此,早期诊断尿酸性肾病,积极预防尿酸性肾病的发展对于本病的治疗具有重要意义。50 岁以上的男性都应重视血尿酸及肾功能的检查,尤其是肥胖、平素有肉食和饮酒习惯者更应该注意。对于中老年男性患者有痛风或关节痛家族史,夜间急性发作的小关节疼痛等均应该考虑到本病。尿酸性结石约占尿路结石的 5%~10%,尤其是 X 线片的阴性结石,更应进一步查尿酸以排除高尿酸血症的可能。

三、保健要点

随着人民生活水平的提高和饮食结构的改变,特别是蛋白质、高嘌呤的食物和富含果糖的饮食增加,尿酸性肾病的发病率显著增长。尿酸性肾病起病隐匿,危害严重,治疗难度大,如果能够早期预防、早期发现和治疗,防微杜渐,可以使肾损害得到修复,有些甚至可以达到逆转的效果。为尽可能地保护肾功能,延缓肾损害,杨霓芝提出尿酸性肾病的保健要点为控制高尿酸血症,严格控制各种肾外并发症,学会自我管理和自我监测等。

(一)控制高尿酸血症

1. 控制饮食 忌高嘌呤类食物,避免过食海鲜、肉类、动物内脏、菠菜等。蛋白质摄入不超过 $1g/(kg \cdot d)$,多食新鲜蔬菜、水果及富含维生素的食物,不饮酒,以减少尿酸的摄入。糖类食物占总热量的 60% 以下,少食果糖,以免增加嘌呤核苷酸分解,加速尿酸生成。

2. 多饮水 肾功能正常者,每日饮水量约 2 000~2 500ml,以保持足够的尿量,利于尿酸排出;同时忌饮浓茶、咖啡等。

3. 碱化尿液 碱化尿液可使尿酸结石溶解,是防治尿酸结石的重要措施,将尿 pH 酸碱度维持在 6.0~6.5 为宜。碱化尿液可以采取饮用弱碱性的苏打水或矿泉水。某些中药如陈皮、金钱草、山楂、柠檬等也有碱化尿液的功效,在痛风的缓解期且未服用降酸药时,可使用上述药物泡水代饮,也能起到碱化尿液,促酸排泄,预防结石的作用。

(二)严格控制各种肾外并发症

除肾脏损害外,高尿酸血症患者常可伴有多种肾外并发症,如糖尿病、高血压、脂质代谢紊乱、心脑血管并发症等,这些并发症同时也是促进慢性肾脏病病程进展的主要因素。因此,尿酸性肾病的防治,在控制血尿酸水平以减轻肾脏病理损害的基础上,还应严格控制各种肾外并发症。

(三)加强自我管理和自我监测

患者应定期测定血尿酸。预防乙醇中毒、乳酸血症、糖尿病酸中毒、妊娠中毒等,以减少高尿酸血症的发生。避免使用水杨酸、噻嗪类利尿剂、呋塞米、依他尼酸等抑制尿酸排泄的药物。保护肾脏,定期监测肾功能,不使用对肾脏有损害的药物。在使用细胞毒性药物和放射治疗时,可使用别嘌呤醇阻断尿酸大量生成或大量饮水以增加排泄。尿酸性肾病治疗的关键在于降低血尿酸,包括减少体内尿酸合成,增加尿酸排出,配合对症治疗及预防并发尿路感染。常用药物有别嘌呤醇、碳酸氢钠、秋水仙碱、布洛芬等。服药过程中应注意有无不良反应,如肝功能损害、胃肠道反应、发热、皮疹、眩晕、骨髓抑制、脱发、精神抑郁等,一旦出现上述不良反应,应及时报告医生处理。

四、饮食宜忌

1. 选择低嘌呤饮食 痛风患者应长期控制嘌呤的进食量,发作时应食用忌嘌呤饮食。一般情况下,每周可采用 2 天忌嘌呤饮食,5 天低嘌呤饮食,低嘌呤饮食一天嘌呤的摄入量应限制在 100~150mg 以内。低嘌呤饮食中即使采用含嘌呤低的食物或允许少量食用的某些鱼、肉、鸡等荤菜,烹调时也应将肉类先煮,这样可有 50% 左右的嘌呤溶解在汤内,然后弃汤食用,以减少嘌呤的摄入量。

高嘌呤食物(每 100g 食物含嘌呤 100~1 000mg):动物内脏(肝、肾、胰、心、脑、肺)、肉馅、肉汁、肉汤、鲭鱼、凤尾鱼、沙丁鱼、鱼卵、小虾、淡菜、鹅、斑鸡、石鸡、酵母。

中嘌呤食物(每 100g 食物含嘌呤 75~100mg):鱼类有鲤鱼、鳕鱼、大比目鱼、鲈鱼、梭鱼、贝壳类、鳗鱼及鳝鱼;肉食类有熏火腿、猪肉、牛肉、牛舌、小牛肉、兔肉、鹿肉;禽类有鸭、鸽子、鹌鹑、野鸡、火鸡。

低嘌呤食物(每 100g 食物含嘌呤 <75mg):鱼蟹类有青鱼、鲱鱼、鲑鱼、鲥鱼、金枪鱼、白鱼、龙虾、蟹、牡蛎;肉食类有火腿、羊肉、牛肉汤、鸡、熏肉。麦麸类有麦片、面包、粗粮;蔬菜类有芦笋、四季豆、青豆、豌豆、菜豆、菠菜、蘑菇、干豆类、豆腐。

含嘌呤极少的食物:粮食类有大米、小麦、小米、大米、荞麦、玉米面、精白粉、富强粉、通心粉、面条、面包、馒头、苏打饼干、黄油小点心；蔬菜类有白菜、卷心菜、胡萝卜、芹菜、黄瓜、茄子、甘蓝、莴笋、刀豆、南瓜、倭瓜、西葫芦、番茄、山芋、土豆、泡菜、咸菜；水果类有各种水果；蛋、乳类有鲜奶、炼乳、奶酪、酸奶、麦乳精；饮料类有汽水、茶、咖啡、可可、巧克力；其他有各种油脂、花生酱、洋菜冻、果酱、干果等。

2. 限制热量的摄入　尿酸性肾病与高血压、高脂血症、糖尿病、肥胖等有密切关系，故应限制热量的摄入，控制体重，体重最好能低于理想体重的10%~15%，热量控制在 1 500~1 800kcal/d，避免因减重过快导致脂肪分解，诱使痛风急性发作。

3. 蛋白质和脂肪的摄入　蛋白质可按每天 0.8~1g/kg 摄入，全天以40~70g 为宜，且以植物蛋白为主，动物蛋白则以牛奶和鸡蛋为佳，尽量不用肉、禽、鱼类，如果一定要用，可先将肉类煮汤后弃汤食用。脂肪会减少尿酸的正常排泄，应适当限制，全天控制在 50g 左右。

4. 水分的摄入　肾功能正常者，每日饮水量约 2 000~2 500ml，以保持足够的尿量，利于尿酸排出；合并严重心功能不全、严重肾功能不全、显著浮肿时，则应控制饮水量。茶、咖啡、可可等因含有甲基嘌呤，过去属于禁用饮品，近年来大量研究发现，甲基黄嘌呤在人体内代谢后变为甲基尿酸盐，与尿酸盐是两种不同的物质，不会在肾脏和关节等处沉积，也不会形成痛风石。所以，痛风患者禁饮上述饮料的观点缺乏循证医学依据。另一方面，这几种饮料都呈弱碱性，若适量饮用反而有助于碱化尿液和促使尿酸排出，痛风患者是可以饮用的。

5. 维生素的摄入　应给予充足的维生素 C 和维生素 B。多食用蔬菜、水果等碱性食物，因碱性环境可提高尿酸盐的溶解度，有利于尿酸排出。新鲜蔬菜和水果还富含维生素 C，可促进组织内尿酸盐的溶解。

6. 少食辛辣、油腻、煎炸之品，忌烟酒　尿酸性肾病患者宜清淡饮食，饮食有度，少食辛辣、油腻之品。辛辣类、油腻、煎炸类食物可以导致湿热内生，困阻脾胃之气，影响其运化功能，脾胃运化失职，又会助长湿热邪气的内生。烟酒均为辛热之品，易耗血动气，助生湿热。从现代研究角度而言，吸烟可能会导致体内尿酸含量升高，并会增加呼吸系统、心血管系统疾病发生率。啤酒是富含嘌呤的饮料，过多饮酒一方面可在体内产生大量乳酸，阻止尿酸排出；另一方面乙醇是高热量物品，大量饮用导致尿酸生成增加。所以尿酸性肾病患者应忌烟酒。

7. 食疗药膳　"药食同源"是重要的中医药理论之一，饮食因素与尿酸性肾病的发生有着密切的关系，杨霓芝结合临床常见证型，提出辨证膳食，药膳

协同,推荐以下膳食辅助治疗:

(1) 薏苡仁粥

组成:薏米 10g~15g,粳米 30g。

用法:薏米、粳米淘洗净,一起入锅,加水适量,旺火烧沸后,改用文火煮至米烂成粥,入白糖适量,早晚各服 1 次,10 天为 1 疗程。

功效:健脾胃、利湿浊。

适应证:适用于脾胃亏虚,湿盛者,表现为疲倦,口干,胃纳差,腹胀满,舌苔厚腻。

(2) 枸杞子粥

组成:枸杞子 10~15g,粳米 30g。

用法:枸杞子、粳米淘洗净,一起入锅,加水适量,旺火烧沸后,改用文火煮至米烂成粥,早晚各服 1 次,10 天为 1 疗程。

功效:补益脾肾。

适应证:适用于脾肾不足者,表现为头晕,耳鸣,神疲困倦,动则气促,腰膝酸软无力,夜晚尿频,大便溏泻或干结难排,舌淡,脉沉弱。

(3) 板栗

组成:生板栗若干。

用法:生板栗煮熟风干,每日空腹服 5~10 枚。10 天为 1 疗程。

功效:补益肾气。

适应证:用于肾虚腰膝无力者。

(4) 柠檬茶

组成:柠檬半只,胖大海 5 枚,诃子肉 12g。

用法:将上述三物同煎,加水 2 000ml,水煎去渣代茶内服。

功效:碱化尿液。

适应证:用于尿酸性肾病的辅助治疗。

(5) 马齿苋茶

组成:马齿苋 500g。

用法:马齿苋煮汤内服。

功效:清热祛湿。

适应证:用于尿酸性肾病的辅助治疗。

(6) 木瓜苡仁羹

组成:木瓜 10g,薏苡仁 30g。

用法:木瓜、薏苡仁洗净同煎至薏苡仁烂熟后,加白糖 1 匙,内服,每日 1 次。

功效：利湿浊、通经络止痛。

适应证：可降低体内尿酸水平，预防痛风发作。

（7）土茯苓粥

组成：土茯苓 60g，粳米 100g。

用法：土茯苓、粳米淘洗净，一起入锅，加水适量，旺火烧沸后，改用文火煮至米烂成粥，早晚各服 1 次。

适应证：可降低体内尿酸水平，预防痛风发作。

（8）百合粥

组成：百合 30g，粳米 100g。

用法：百合、粳米淘洗净，一起入锅，加水适量，旺火烧沸后，改用文火煮至米烂成粥，早晚各服 1 次。

功效：清心润肺利湿。

适应证：百合性味甘微寒，功能润肺清心，主要成分含秋水仙碱，能减轻痛风症状。

五、情志及运动调节

尿酸性肾病病程长，给患者带来巨大的精神压力，从中医角度而言，惊恐太过则伤肾，思虑太过则伤脾，肾乃先天纳气藏精之穴，脾属后天资生化育之枢，脾肾两伤则运化无力，精微不固，水液代谢障碍，导致蛋白尿、水肿、高血压等病症持续加重。对此，应积极疏导患者心理，消除焦虑情绪，提高对疾病的认知程度，帮助其养成良好健康的生活方式，并积极配合医生治疗，树立战胜疾病的信心。舒缓的运动可以促进正气的激发，促进气血的运行，有助于病情的恢复，提倡尿酸性肾病患者应进行适度的运动，以舒缓的运动为主，如散步、太极拳、八段锦等。

六、"治未病"思想在尿酸性肾病中的应用

（一）未病先防

应将防治本病的工作重心前移，在未发病或疾病起始阶段即给予适当干预，控制疾病进程的主要病理因素，防止肾脏损伤，预防疾病的复发。

（二）既病防变，瘥后防复

本病病变在筋骨关节，其本在脾肾，均由于先天不足，后天失调，脾肾功能障碍所致。因此，脾肾亏虚是本病发病的内在基础。患者素体脾肾亏虚，加之嗜食肥甘厚味等更伤脾胃，痰湿内蕴，阻滞气机，郁久化热、化瘀，久病伤及肾

络。疾病发展过程中湿热、痰浊、瘀血、络损是关键病理因素。尿酸性肾病的治疗,应在辨证论治的前提下,注重祛除湿热、痰浊、瘀血等关键病理因素,调节脏腑气血阴阳,维持机体内稳态,从而在一定程度降低其肾脏病、心脑血管疾病、糖尿病等远期并发症的发生率。因此,尿酸性肾病属本虚标实之证,治疗上需特别注意培补脾肾之本,根据其具体情况,实则泻之,虚则补之,虚实兼夹者,或先攻后补,或先补后攻,或攻补兼施,灵活立法。攻邪以清利湿热,理气活血,通经活络,通腑降浊为主;补虚以健脾补肾为要。一般而言,急性发作期多属于湿热痹阻证;慢性期多为瘀血痹阻证;以尿路感染为主要表现时,多为肾虚湿热证;以尿路结石为主要表现时,多属肾虚石淋证;晚期则多表现为肾之阴阳两虚证。若关节僵硬、畸形,可加强活血化瘀通络之品,如蜈蚣、乌梢蛇、桃仁、红花、络石藤、鸡血藤等;痛风结节溃破者加法半夏、穿破石、海藻等祛痰软坚、散结通络之品;如果疼痛剧烈,可酌情选用外治诸法,同时配合西药抑制尿酸合成,促进尿酸排泄,碱化尿液。如果单纯血尿酸水平高或处于静止期,患者多表现为脾肾不足、湿浊内盛,可选用健脾补肾降浊之法治疗。

　　杨霓芝主张中医辨证与辨病相结合,在中医辨证的基础上,结合中药药理及现代医学发病机理,针对血中尿酸含量过高,选用一些含有生物碱类的中药,如具有降血尿酸作用的土茯苓、萆薢、蚕砂等;具有溶解尿酸并能解除尿酸引起的疼痛的威灵仙、秦艽等;具有排泄尿酸作用的生薏苡仁、泽泻、车前子、茯苓、地龙等;具有抑制尿酸合成作用的泽兰、桃仁、当归、地龙等。对尿路结石则可加用金钱草、石韦、生地、滑石等。尿酸性肾病多伴见面色晦暗,唇甲紫暗,腰酸,乏力,纳差,舌淡暗,脉细或涩等,辨证为气虚血瘀证,常配伍益气固本以及活血化瘀类中药,如益气固本的黄芪、党参、太子参、白术、甘草等;活血化瘀的桃仁、红花、丹参、赤芍、牛膝等,现代药理研究认为益气类中药可以增强非特异性免疫、促进或调节特异性免疫的功能,而活血类中药则具有改善肾脏微循环,增加肾血流量,能够抑制肾小球纤维化,减轻肾脏反应性炎症。中西医有机结合,取长补短,提高疗效。

　　另外,本病患者常因外感风寒湿、饮食不节、劳累过度而复发。故对于疾病初愈者,当防邪气未尽,正气未复,疾病复发。因此,杨霓芝在临床实践中常常叮嘱患者生活规律、节饮食、保持心情舒畅,适当锻炼避免劳累,同时建议患者长期服用三芪口服液,补益正气,增强人体免疫力,提高抵御外邪的能力,避免了外邪导致病情反复或加重。

(钟　丹)

参考文献 ●

［1］黄春林,杨霓芝.心肾疾病临证证治［M］.广州：广东人民出版社,2000.323-330.

［2］李周夏,邓跃毅.慢性肾脏病与饮食治疗［J］.中国中西医结合肾病杂志,2013,14(10)：916-917.

［3］赵怡蕊.慢性肾脏病的中医药膳食疗的研究与应用［A］.中国中西医结合学会肾脏疾病专业委员会.2016年中国中西医结合学会肾脏疾病专业委员会学术年会论文摘要汇编［C］.中国中西医结合学会肾脏疾病专业委员会,2016：1.

［4］张金焕,张剑勇.中医药治疗尿酸性肾病研究进展［J］.中国民族民间医药,2018,27(15)：33-36.

［5］王先锋,许勇强,李陈雪,等.中医药治疗肾病综合征的研究进展［J］.中医药导报,2018,24(11)：100-103+116.

［6］李坤皓,于市委.尿酸性肾病的中医药治疗及研究进展［J］.中国中医药现代远程教育,2018,16(09)：158-160.

［7］秦笑,孙伟.孙伟教授治疗尿酸性肾病的经验［J］.浙江中医药大学学报,2017,41(12)：981-983.

［8］周道成,赵恒侠,李惠林,等.王孟庸教授治疗尿酸性肾病临床经验总结［J］.中国中医药信息杂志,2017,24(10)：99-101.

［9］王慧娟,茅建春.中药对尿酸性肾病的机制研究进展［J］.风湿病与关节炎,2017,6(06)：71-75.

［10］龚洁,朱玉先.尿酸肾病中医护理方案的40例临床应用［J］.中国中医药现代远程教育,2017,15(09)：115-117.

［11］王佳晶.中医治疗肾病综合征的临床分析［J］.中西医结合心血管病电子杂志,2016,4(16)：158.

［12］梁玉华,邓伟.从肾论治尿酸性肾病［J］.中国民族民间医药,2016,25(10)：143+145.

［13］郭忠鹏,马晓燕.从脾论治肾病综合征［J］.实用中医内科杂志,2015,29(07)：80-81.

［14］汪年松,桂定坤.尿酸性肾病的中西医结合治疗进展［J］.中华肾病研究电子杂志,2015,4(02)：10-14.

［15］朱辟疆,刁金囡.尿酸性肾病的中西医研究和治疗进展［J］.中国中西医结合肾病杂志,2015,16(01)：74-77.

［16］黄勇,曹式丽.中医治未病思想在尿酸性肾病防治中的应用［J］.陕西中医,2014,35(05)：575-577.

［17］李迎巧,高建东.尿酸性肾病的中医药防治研究进展［J］.中国中西医结合肾病杂志,2014,15(03)：270-272.

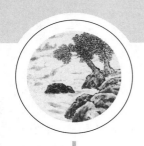

第八章
狼疮性肾炎

系统性红斑狼疮（systemic lupus erythematosus，SLE）是自身免疫介导的临床表现复杂、病程迁延反复的弥漫性结缔组织病，以多系统受累和血清中出现以抗核抗体为代表的多种自身抗体为主要特征，典型的系统性红斑狼疮是一种多因素（包括遗传、内分泌、环境、感染、药物、免疫反应等多环节）参与的特异性自身免疫疾病，多发病于育龄期女性，我国的患病率约为 70/10 万。多种自身抗体通过免疫复合物的途径可累及几乎周身多系统、多器官，其中 SLE 累及肾脏较为常见，约 45%~85% 的 SLE 患者有肾脏受累的症状，约 90%~100% 的 SLE 患者肾活检检查显示具有不同程度的肾损害，总之，狼疮性肾炎（lupus nephritis，LN）是 SLE 最常见和最严重的并发症之一。中医学无狼疮性肾炎的病名记载，根据其临床表现属中医之"温毒发斑""蝶疮流浊""阴阳毒""肾痹""日晒疮""红蝴蝶疮"等病证范畴。

一、临床表现

狼疮性肾炎的发病特点可为急性、暴发型和隐匿型。由于其病变可以累及肾、皮肤、关节、心、肺、中枢神经系统等多部位、多系统，故其临床表现复杂多样，开始往往仅累及一到两个系统，表现为轻度的皮疹、关节炎、隐匿性肾炎、血小板减少性紫癜等，随着病情的进展可能演变为心脏、神经系统等多系统损害，甚或发

118

生"狼疮危象",影响患者生活质量,甚者可威胁生命。

狼疮性肾炎是常见的继发性肾病之一,除系统性红斑狼疮的一般表现外,还以不同程度的蛋白尿及血尿多见,常伴有管型尿、高血压、肾功能损害。由于本病的病理过程是多样的,所以临床表现亦呈多种类型,预后亦各不相同,从临床表现上大致区别为 7 型,其中常见轻型、肾病综合征型、肾炎综合征型等三型。轻型表现无症状,血压正常,仅有尿常规异常,尿蛋白阴性或 <1g/d,常有镜下血尿及红细胞管型,肾功能正常,此类患者预后良好,大多数患者肾脏病不发展;肾病综合征型或肾炎综合征型表现可见大量蛋白尿、低蛋白血症、水肿、高血压、血尿,甚则出现肾功能损害或衰竭、心力衰竭及全身性狼疮活动的表现,预后较差。另据统计,系统性红斑狼疮患者中约 20% 的肾病变者会最终出现尿毒症,治疗难度加大,预后不良的风险也增加。

二、早期识别

狼疮性肾炎的发病较为隐匿,部分患者早期无红斑、关节疼痛等狼疮性肾炎的典型表现,可仅表现为实验室或病理检查的阳性。然而当出现狼疮性肾炎典型的临床症状时,此时狼疮性肾炎极有可能进入终末期肾脏病阶段,病死率极高,故患者一旦出现疲劳乏力或不明原因反复发热、尿检异常时,应积极到正规医院进行系统检查。对于隐匿型患者,在不能完全满足诊断标准时,不能轻率地排除狼疮性肾炎的可能,特别是关节炎、皮疹、发热、贫血、血小板减少、血沉显著加快及球蛋白明显增加者,应高度怀疑本病,且应定期复查相关指标。

尿常规是发现 SLE 肾脏受累的最简单方法,但是与肾脏的病理组织改变无明显的相关性,蛋白尿是狼疮性肾炎的常见表现,约 1/4 的狼疮性肾炎患者表现为肾病综合征范围的蛋白尿,尿蛋白定量对于确定肾脏病变的严重性及随访观察有重要的意义。另外,红细胞管型常见于重度增生性狼疮性肾炎,连续监测尿红细胞可了解肾脏病变的活动性。因此,凡是发现蛋白尿、血尿或白细胞、红细胞管型的生育年龄妇女,均应连续监测免疫血清学指标如 ds-DNA抗体和补体水平。

总之,凡是怀疑患有 SLE 的患者或有 SLE 家族史成员,应尽早到肾病专科就诊,尽早完善尿常规、肾功能及血清学等相关检验检查,以早期明确诊断及制定治疗方案。一旦累及肾脏,红斑狼疮的病情就更加复杂,治疗难度加大,预后不良的风险也增加,因此,对红斑狼疮肾脏病变的早期认识及预警,是狼疮性肾炎患者临床诊疗中极为重要的环节。

三、保健要点

对于狼疮性肾炎患者而言,在专科医生指导下,积极配合及接受治疗,对提高患者的生活质量、延长寿命具有重要的意义。从预防医学角度而言,狼疮性肾炎进展为终末期肾脏病,是由多种危险因素共同起作用的结果,应积极控制这些危险因素以延缓肾功能恶化,杨霓芝提出狼疮性肾炎的危险因素有感染、高血压、血脂异常、蛋白尿等。同时患者也要学会自我管理和自我监测,积极配合专科医生进行药物治疗。

(一) 控制危险因素

1. 预防感染　感染既是狼疮性肾炎患者常见而重要的促发因素,又是最严重的并发症,且为狼疮性肾炎患者死亡的常见原因,因而应注意尽可能避免感染发生。杨霓芝建议狼疮性肾炎患者个人应养成良好的卫生习惯,如饭后漱口的口腔护理习惯,以及做好皮肤护理,避免过多的日光照射和注意护肤品的选择,防止皮肤的损害;对于病区而言,应按病种及病情安置患者,保持病房通风,定时紫外线消毒室内,医务人员接触患者前后要用消毒液消毒手。

2. 纠正血脂异常　高血脂是狼疮性肾炎患者常见的并发症之一,常见于持续性蛋白尿患者,可加速狼疮性肾炎患者动脉硬化以及增加心血管疾病的发生概率。因此,杨霓芝建议一方面应对患者进行生活及饮食方式的宣教,在生活上视病情情况进行适当的轻度运动,促进血脂的代谢;另一方面,遵医嘱坚持服药,定期复查血脂水平。

3. 控制高血压　目前认为,高血压是狼疮性肾炎非活动期肾功能恶化和肾储备能力丧失的一个重要因素,因此血管疾病已成为 SLE 病史较长患者的主要并发症,狼疮性肾炎患者发生高血压的原因包括水钠潴留和容量过多、某些药物的改变和反应等。因此,对于血压偏高的患者,每天应定时检测血压变化情况,按照专科医生意见服用降压药,不能擅自停药,发现血压波动较大时及时专科就诊调整降压方案;同时患者应注意饮食清淡,高脂高盐饮食都会加剧血压的恶化。

4. 控制蛋白尿和纠正低蛋白血症　蛋白尿是狼疮性肾炎进展的独立危险因素,积极控制蛋白尿,对延缓病情进展至关重要。临床上,杨霓芝衷中参西,以中医中药治疗为主,适时地选择激素、免疫抑制剂等不同方案,常能起到不错的效果。低蛋白血症同样是狼疮性肾炎快速进展的危险因素,可表现为营养状态差、免疫力低下,极易引起或加重感染的情况,因此需积极纠正低蛋白血症,一方面应积极控制原发病,保护肾功能;另一方面,尽量避免使用损害肝功能及肾功能药物及食物,饮食上应视肾功能情况行优质蛋白或低蛋白饮食,在适当补充蛋白的同时避免加重肾脏负担。

(二) 建立慢性病管理制度和加强自我管理

狼疮性肾炎病程漫长,需要建立慢性病管理制度,对狼疮性肾炎患者进行统一的管理。首先,需建立健全随访制度,对院外狼疮性肾炎患者定性定期的电话随访,了解药物使用情况,掌握患者的动态病情,督促患者定时复诊,规范化治疗。其次,需对患者定期进行专题健康知识宣教活动,增加患者对自身疾病的了解,普及常用治疗药物的作用及副作用的认识,让患者及家属对疾病的治疗方案有一定的了解,以便于更好地配合治疗。同时,在患者自身方面,杨霓芝提倡患者加强自我管理,如合并有血压升高、水肿的患者,应严格控制食用盐和水的摄入,并在日常生活中坚持定期监测血压、血脂等;此外,育龄期的妇女应注意避孕,有多脏器损伤者应终止妊娠。

(三) 规范治疗

狼疮性肾炎的发病机制复杂,肾脏病变性质也多样,因此不同的个体间存在较大程度的治疗差异,这要求医生根据病理类型和临床特点选择治疗方案,实施个体化原则,但肾脏病变的分类只是一个相对的概念,多种病变类型可以同时合并存在,故治疗过程中要分清主次,采取联合用药,多靶点施控,减小单味用药剂量,减少副作用,且根据不同的用药阶段,配伍恰当的中医药治疗可以有效地避免或减轻西药的毒副作用,从而在维持或提高原有疗效的基础上保证用药的安全。

狼疮性肾炎的具体治疗包括免疫抑制治疗和针对相关临床表现与并发症的支持治疗。免疫抑制治疗的强度应根据临床表现、血清学检查结果及肾脏病变的组织学活动度确定,评价一个免疫抑制治疗方案的效果应包括两方面,活动期的诱导缓解率和对肾功能远期预后的影响;此外,支持治疗包括严格控制高血压和高血脂等。临床中,首先要判断狼疮的活动度,即病情是处于急性活动期还是维持缓解期。急性活动期应该积极予以糖皮质激素及免疫抑制剂的治疗。维持缓解期时,推荐小剂量糖皮质激素联合硫唑嘌呤或吗替麦考酚酯维持治疗,一般维持2年左右,继续随访。总之,狼疮性肾炎的治疗多主张采用中西医结合的方法,尽可能减少药物不良反应,治疗目标是保护重要脏器功能,防止复发和不良转归。

四、饮食宜忌

狼疮性肾炎患者应该节制饮食,做到饥饱适宜,寒热适度,并养成不偏食的习惯,患病期间饮食的宜忌非常重要。

1. 忌食辛辣刺激性食物　本病发病时以热毒炽盛及阴虚火旺为多见,因此发病时应忌食辛辣刺激性食物,如葱蒜、韭菜、羊肉等,并忌烟酒,以免加重狼疮性肾炎患者的内热症状。可适时进食一些清凉的饮食,如绿豆、菊花、金银花、西瓜、雪梨、甘蔗、莲藕、荸荠等。

2. 避免可能诱发及加重病情的药物及食物　某些药物及食物能诱发及加重病情,如白蒺藜、白芷、紫草、紫浮萍、补骨脂、独活这些药物,能引起光敏感,除非对症治疗需要,可以短期使用,均不能常用。胎盘、蜂王浆及含雌激素的避孕药,能增加人体内雌激素,也应避免使用。

五、心理调养

狼疮性肾炎患者因病情需要多使用激素和免疫抑制剂,药物副作用可引起体态容貌改变、不能生育等,容易影响患者的生活质量,使患者变得抑郁、焦躁不安。此时医护人员在接诊过程中也要注重和患者的沟通,告诉患者药物使用的利弊关系,并告知某些副作用是可逆的,让患者增加信心,给患者更多的关爱。

六、生育引导

因本病多发于青年女性,故育龄妇女应指导其采取适当的避孕措施,暂缓妊娠。若病情长期稳定、家庭中有迫切生育愿望者,在医师指导下方可妊娠,但要注意定期复查。

七、适当运动,劳逸结合

急性活动期的患者应卧床休息,慢性期或病情稳定的患者可适当参加工作,注意劳逸结合,动静有度。在体力允许的情况下适当锻炼,如散步、做操、打拳等以增强体质,提高抗病能力;同时尽可能少去公共体育场所,避免交叉感染。

八、"治未病"思想在狼疮性肾炎中的应用

(一)未病先防

在一般情况下,人体处于"阴平阳秘"的健康状态,而如果内外因素的影响破坏了人体的阴阳动态平衡就会发生疾病,疾病的发生主要关系到邪气和正气两个方面,对于邪气应"避之有时",注意避免外来邪气的侵扰,如避免日

光曝晒等。对于正气应"恬惔虚无,真气从之,精神内守"。本病的形成,内因多属肝肾亏虚,气阴两虚,日常生活中预防本病应重视生活、工作、饮食、运动、情志等方面的调节,避免肝阴肾精的亏耗,以勿使外邪有机可乘。

(二)既病防变

阴虚、热毒、瘀血是狼疮性肾炎的关键病机,阴虚火旺,热毒炽盛,一为虚火,一为实热,二者同气相求,肆虐不已,戕害脏腑,损伤气血,随着病情的迁延和病程的推移,可渐致气血亏虚,从而显现出正虚邪实、虚实夹杂的复杂病机。早期若邪热耗气灼津,阴液亏耗,正气损伤,则可呈现气阴两虚之征象。后期则常因久病不愈,阴损及阳,致阳气衰微或阴阳两虚。急性发作期以热毒炽盛为主,多表现为阳热燔灼,邪毒内扰之象,此时,热毒入营血,迫血妄行,血溢脉外而为红疹或瘀斑,甚则热入心包,扰动心神而狂躁谵语;邪热伤阴则可导致阴虚火旺,此时以持续低热或中等度发热,面色潮红,五心烦热为主要特点。瘀血是伴随本病而产生的病理产物,也是狼疮性肾炎的重要继发性致病因素,形成血瘀的因素较多,如初期热毒炽盛灼伤络脉致血溢脉外而为红疹或瘀斑,后期则常因气阴两虚,气虚血停,血液浓稠致瘀血阻络,可发为腰痛;"血不利则为水",瘀血内停,亦可发为水肿;此外,本病由于邪毒炽盛、脏腑受损、水液代谢的多个环节障碍,气化失司,致水湿内停,也可表现为水肿;脏腑虚损,精微外泄,可见蛋白尿等。本病治不及时,或热入心包,或上入巅顶,或阴阳俱竭,或脏腑俱损,则为危急症。

临床实践中,狼疮性肾炎的活动期以起病急骤、病势多变为特点,建议患者遵行医嘱,正规医院住院治疗,切忌自作主张服用任何药物,该期以高热不退,瘀斑出血,肉眼血尿,或神昏谵语,或抽搐等热毒炽盛症状为主要表现,以标实为主,应急治其标,以清热解毒,凉血化瘀为法,可选用犀角地黄汤合五味消毒饮加减,方药组成:犀角(水牛角代)30g,生地黄15g,芍药15g,牡丹皮10g,金银花15g、野菊花15g、紫花地丁10g、紫背天葵10g、蒲公英15g、甘草5g。加减:神昏谵语者可选用安宫牛黄丸、紫雪丹、清开灵等以清热解毒,开窍醒神;热极生风者,可加羚羊角、钩藤、僵蚕、石菖蒲等清热息风止痉。此期,也应强调及时运用激素、免疫抑制剂、细胞毒药物以及抗感染等西医治疗,配合中医辨证治疗,以减少西药副作用,提高临床疗效。

缓解期病情多表现为本虚为主,多以肝肾阴虚最为多见,治疗当以缓图其本,扶正为要,宜以补益肝肾、养阴清热为法,可选用知柏地黄汤加减,或加茜草、白茅根、大小蓟、侧柏叶、白及等清热凉血止血,患者平时可以用女贞子、旱莲草、枸杞子、白芍、青蒿、土茯苓、黄柏、地骨皮、制首乌等煲汤或煎茶煮饮,如玉竹怀山枸杞汤,怀山药30g,玉竹15g,枸杞15g,红枣10g。此期随着激素撤减,可出现不同程度的皮质激素撤减综合征,病情易复发,中西医结合治疗可减少反跳和复发。此外,狼疮性肾炎久治不愈,或耗损正气,气阴两虚,当以益气养阴,活血通络为法,方用参芪地黄汤合桃红四物汤加减;或阴损及阳,脾肾阳虚,当治以健脾益气,温肾助阳为法,方用济生肾气丸或真武汤合四君子汤加减。同时,杨霓芝推荐适当配合中药食材,如黄芪、人参、党参、白术、肉苁蓉、菟丝子、山萸肉、黑料豆、桑寄生、补骨脂等,如黄芪党参大枣粥:黄芪60g、党参30g、陈皮3g、大枣10枚、糯米100g,具有益气健脾和胃的功效,制法:黄芪、党参同煮去渣取汁,陈皮研磨洒入药汁,糯米、大枣共同下锅煮粥后,兑入药汁煮片刻,加入白糖适量,早起空腹食用。

临床实践已表明,中西医结合治疗比单纯西医治疗在控制狼疮性肾炎活动、缓解症状、改善肾功能、延缓肾功能慢性进行性恶化等方面具有更多优势。控制狼疮性肾炎的活动现多依靠糖皮质激素、细胞毒药物、环孢霉素A等免疫抑制剂,但由于其毒副作用,患者往往不能耐受或顺应性较差,使此类在临床上应用受限。杨霓芝在西药运用过程中,根据不同的用药阶段,配伍恰当的中医药治疗,可以有效地避免或减轻西药的毒副作用,从而在维持或提高原有疗效的基础上保证用药的安全。狼疮性肾炎的初期或活动期,往往需要使用激素及免疫抑制剂治疗,此阶段临床表现为热毒炽盛或阴虚火旺证候时,辅以中药滋阴清热、凉血活血之法,以减轻激素及免疫抑制剂的毒副作用。激素减量阶段患者往往出现气阴两虚的表现,推荐患者食用西洋参、沙参、玉竹、太子参、山药、女贞子、有瓜石斛、黄精等益气养阴之品,并逐渐以中药治疗为主。激素减至维持量,患者可能会出现皮质功能减退综合征时,则宜加用温补脾肾之品,如巴戟天、仙茅、淫羊藿、菟丝子、真武汤、肾气丸等配合治疗。健脾和胃药如砂仁、陈皮、佛手、佩兰、藿香、木香可以用于减轻免疫抑制剂所引起的胃肠道刺激症状,适当加入菜品中既可以增益菜色,又可以健脾调气。

现代研究表明不少中药或中药成分制剂也具有免疫抑制和免疫调节的作用,中药如苦参、黄芩、穿心莲、山豆根、穿山龙、蛇床子、天花粉、夏枯草、丹参、红花等,临床可以辨证用药。中药成分制剂如火把花根片、雷公藤制剂等。杨霓芝在临床中应用较普遍的是雷公藤多苷片,且经常与其他药物联合应用,这样既可提高临床疗效,又可减少其毒副作用。此外,还有如下优势:如多靶点作用较西药单一作用位点更具药效学优势;在药物安全性上与环孢素/FK506相比没有肾毒性顾虑和监测血药浓度的麻烦,与霉酚酸酯相比重症感染发生的概率明显减少;价格便宜,使用方便。但由于雷公藤的毒性较强,须注意防范毒副作用。

（三）瘥后防复

狼疮性肾炎经规范的诱导治疗及维持治疗,大部分患者狼疮病情可趋于稳定,尿蛋白转阴,肾功能维持稳定。在维持缓解治疗阶段,杨霓芝强调患者仍需要加强自我管理及自我监测,并定期复诊治疗。在日常生活中建议患者做到以下几点:

1. 适当参加体育活动 运动既可以放松心情,又可增强机体抗病能力,但应该避免过度劳累。

2. 适当参加社会活动及工作 如外出或在公共场所须戴好口罩,做好自我防护,避免精神紧张和强烈情志刺激,尽量不去人多嘈杂或污染较重的地方。

3. 注意自身清洁 勤洗澡勤换衣服,定期口腔护理。

4. 起居有常 尽量避免受凉感冒、日光暴晒,以减免感受各种诱发因素或加重因素。患者如自觉身体不适,一定要到正规医院及时就医,尽早有效地规范治疗,以控制各种加重因素。

5. 规律用药 对服用激素、免疫抑制剂等药物的患者应严格遵循规定用量和疗程,切忌随意减停,以防治病情反复或恶化,同时注意防范感染及其他副作用,并及时给予相应的处理。

6. 避免使用诱发 SLE 的药物 如磺胺类、青霉素类、保泰松、口服避孕药、普鲁卡因胺、异烟肼、肼屈嗪等。

7. 遵从医嘱 切忌乱吃中药、保健品等药品或食品,可以在中医师指导下适当应用中药作为食材,丰富日常饮食及调理身体。

（张 蕾 张燕媚 曾 露）

参考文献

[1] 王海燕. 肾脏病学[M]. 3 版. 北京:人民卫生出版社,2008. 1414-1421.

[2] 杨霓芝,刘旭生. 中医临床诊治泌尿专科[M]. 3 版. 北京:人民卫生出版社,2013. 152-153.

[3] 张蕾,杨霓芝. 杨霓芝教授治疗狼疮性肾炎经验[J]. 云南中医中药杂志,2010,31(02):6-7.

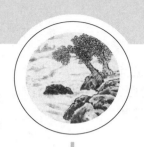

第九章
尿路感染

尿路感染（urinary tract infection）是指各种致病微生物（主要是细菌）直接侵袭泌尿系统引起的尿路感染性炎症。临床表现主要有尿频、尿急、尿痛等尿路刺激征，亦有少数患者仅靠实验室检查确诊却无临床症状。尿路感染是最常见的感染性疾病，可发生于所有人群，发病率约占人口的 0.91%，常见于育龄期妇女，男女发病率之比约为 1：9，已婚者与未婚者之比约为 12.8：1。在分类方面，根据临床症状的有无可分为有症状尿路感染和无症状细菌尿；根据感染部位可分为上尿路感染（肾盂肾炎）和下尿路感染（膀胱炎、尿道炎）；根据尿路感染发生的频次，可以分为初发（首次发作的）尿路感染和再发性尿路感染（6 个月内发作 >1 次，或 1 年内 >2 次），后者又可分为复发和重新感染。此外，若尿路感染持续反复发作超过半年以上，且细菌学上有明确的尿路感染证据时，同时伴有肾小管间质持续性功能和结构的改变和肾盂肾盏炎性纤维化和变性，称之为慢性肾盂肾炎。尿路感染属于中医学的"淋证""腰痛""虚劳"范畴。

一、临床表现

尿路感染的临床表现轻重不一，轻者可无任何症状，严重者除表现为尿频、尿急、尿痛等尿路刺激征外，尚伴有全身感染症状，如尿路感染细菌入血可导致全身炎症反应综合征。尿路感染中,膀胱炎约占 60%,主要表现为尿路刺激征,即尿频、尿急、尿痛,耻骨弓上不适,伴红白细胞尿,甚者可见肉眼血尿,排尿困难,一般无明显的全身感染症状,少数患者可见腰痛、发热,体温多在 38.5℃以下。另外急性肾盂肾炎临床表现主要包括:①泌尿系统症状:尿路刺激征、腰痛和下腹痛、肋脊角压痛或(和)叩痛;②全身感染性症状:寒战、高热、头痛、恶心、呕吐等,常伴有白细胞数升高、血培养可能阳性,一般无高血压及氮质血症,还可出现肾浓缩功能下降,但治疗后可恢复正常。此外,临床中常见一种隐匿型尿路感染,即尿标本中分离出一定量的细菌,而患者无任何尿路感染的症状或体征,其发病率随年龄增长而增加,超过 60 岁的妇女,可达 10%,孕妇患有无症状性细菌尿者约占 7%。

二、早期识别

临床上,无症状性细菌尿或膀胱炎较为常见,发病率亦高,但因其临床症状可长期不明显或表现较轻,故容易被忽略进而出现诊断延误,甚至漏诊,由于患者未能及时接受有效的治疗,使病程延长,可进一步发展为慢性炎症。此外,大多数老年人或免疫低下患者,一般无表现典型的尿频、尿急、尿痛等膀胱刺激症状,也容易错过最佳治疗时期。临床上,引起下尿路感染的细菌约 30% 至 50% 可经输尿管上行至肾盂肾盏引起感染,甚至从体内的感染灶侵入血流循环,达到体内其他部位引起感染,可见肾周围脓肿、肾乳头坏死、败血症、急性肾衰竭等急危并发症。因此,对于有典型尿路刺激症状患者,要及时进行尿细菌学检查,对不典型病例患者或无症状患者,应综合本病的流行病学和诱发因素(尿路畸形、尿路梗阻、代谢性因素)及患者既往病史(反复尿路感染),及时做有关的实验室检查,如在尿路感染首次发作时,应到正规医院进行中段尿细菌定量培养及细菌药敏试验,频繁尿路感染再发的患者应详细检查其基础病变、整体免疫系统异常及泌尿系统有无解剖畸形。总之,患者应及时就医,完善相关专科检验检查,早期明确诊断及治疗方案。

三、保健要点

引起尿路感染的因素较多,在各种易感因素影响下,尿路的抵抗力下降,有利于致病菌侵入,容易发生尿路感染,此外,由于治疗不规范或患者预防意识差,易使尿路感染反复发作或迁延不愈,甚则可发展为慢性肾盂肾炎。因此,对患者而言,采取一定的保健措施以增强自身免疫力,或者加强对疾病知识的学习,对预防和治疗尿路感染至关重要。杨霓芝结合临床实践和本病的特点,提出尿路感染的保健要点主要是增强机体免疫力、预防感染、规范治疗和健康教育。

（一）增强机体免疫力

一般每当机体抵抗力减弱时，细菌便开始生长，这是尿路感染初发与再发的原因之一。像年老、体弱或免疫功能失调等这一类人，机体免疫功能减退，对感染及其他应激反应能力下降，极易诱发尿路感染。所以建议患者在日常生活中进行适当的运动和饮食营养均衡，膳食方面可在辨证基础上酌加黄芪、灵芝、人参、党参、虫草、女贞子、枸杞子、生地黄等益气补肾之品，以提高免疫机能。

（二）预防感染

女性作为尿路感染的高发人群，因其尿道生理结构特殊，易于细菌大量繁殖，尤其在妊娠期、月经期、绝经期等特殊时期，加之其尿道短直，细菌易逆行进入上尿路引起感染，因此，女性应养成每日清洁会阴的习惯，避免细菌滋生。其次，医源性感染也是常见诱因，如留置导尿管、膀胱镜、输尿管镜及逆行尿路造影等尿路器械的使用，不但会将细菌带入尿路，而且常使尿路黏膜损伤，因而易引起尿路感染，因此，在使用尿路器械时，应该严格掌握适应证，同时应严格执行无菌操作和手术卫生措施，密切监测有无尿路感染，对年龄偏大、基础疾病严重，可以预防性应用广谱抗菌药物。

（三）健康教育

国外调查研究显示，60% 的医院会为患者和家属提供相应的健康教育指导，内容包括尿路感染症状和体征的判断方法、出院指导等。有学者研究发现对尿路感染患者进行自我管理干预，可以提高患者的自我护理能力，最终达到预防尿路感染的目的，因此，需大力发展基层护理教育，加强尿路感染患者的出院健康教育。

（四）规范治疗

1. 规范抗生素的使用　应根据病原菌、感染部位、感染程度和患者的生理、病理情况等具体情况采取不同的用药方案。抗菌药物的选用原则为：①应根据尿培养和药敏实验结果，同时结合临床疗效选用抗菌药物；若未获知结果，结合具体情况先给予抗菌药物经验性治疗；②结合药物的代谢动力学特点，对于下尿路感染，应选择尿中药物能达到有效浓度的抗菌药物；对于上尿路感染，因不能除外血流感染，应选择在尿中和血液中都有高浓度的药物；③结合患者病情严重程度和肝肾功能情况等决定给药的剂量和次数，尽可能选用对肝肾功能损害小的药物；④用药时间因病情而异，急性单纯性下尿路感染基本少于 7 天，上尿路感染一般为 2 周，反复发作尿路感染可根据情况进行长期抑菌治疗。

2. 纠正尿路梗阻或结构异常　由于泌尿系统结构异常（如结石、肿瘤、泌尿系统畸形等）或泌尿系统功能异常（如膀胱—输尿管反流等）所引起的尿路不畅，可导致尿液积聚，细菌易于在尿路滞留并大量繁殖引起感染。有资料显示，尿路感染伴尿路异常的发生率为30%~60%，并且其病程较长，常易复发，因此，对于尿路感染反复发作的患者，应进行影像学检查如超声、腹部平片、尿路造影和泌尿系CT，排查是否存在泌尿系结石、尿道畸形等因素，找到或治疗复发的根本原因。

四、生活护理

1. 多饮水，勤排尿　建议每日饮水量在2 500ml以上，2~3小时排尿1次，定期排空膀胱，以促进细菌和炎性物质的排出。膀胱输尿管反流患者，要养成"二次排尿"习惯，即每一次排尿后数分钟，再重复排尿一次。

2. 注意阴部清洁　勤用淋浴，用经过煮沸的水清洗外阴；内裤以全棉为佳，且不宜过小或过紧，还要每天更换，且洗净后最好经阳光暴晒消毒；避免长期使用卫生垫；大便后手纸应由前向后抹拭，以免污染尿道。与性生活有关、反复发作的尿路感染，应于性交后即排尿，并按常量内服一种剂量的抗菌药物作为预防。

3. 妊娠晚期应配合体位　对于妊娠晚期合并急性肾盂肾炎的患者，宜采用侧卧位，或轮换体位减少妊娠子宫对输尿管的压迫，使尿液引流通畅。

五、饮食宜忌

饮食方面，宜吃清淡、富含水分食物，适当增加蔬菜、水果数量，特别是常吃些有"清利"作用的食品，如绿豆、赤小豆、薏苡仁、丝瓜、西瓜、冬瓜等，有助于预防与减少尿路感染。平时应少吃煎炸油腻、过于温燥与辛辣刺激之品，如辣椒、火锅、卤肉（因多用肉桂、花椒、丁香等温燥性香料）等，以免助湿生火，导致湿热下注膀胱，诱发或加重感染。此外，杨霓芝结合临床常见证型，提出尿路感染患者应当辨证膳食，药膳协同，推荐以下膳食辅助治疗：

（1）甘蔗白藕汁

组成：鲜甘蔗500g，嫩藕500g。

用法：鲜甘蔗去皮切碎，榨汁。嫩藕去节切碎，绞汁。两汁混合，1日内分3次饮完。

功效：清热利湿通络。

适应证:治疗尿路感染属湿热郁阻者,症见尿频、尿急、尿痛,小便短赤者。

(2)莲子六一汤

组成:莲子去心 60g,生甘草 10g,冰糖适量。

用法:前二味加水煎至莲子烂熟时,加入冰糖,吃莲子喝汤。

功效:清热利湿。

适应证:治疗尿路感染属膀胱湿热者,症见尿频、尿急、尿痛,淋沥不畅。

(3)黄芪鲤鱼汤

组成:生黄芪 60g,鲜鲤鱼 1 尾(重 250~500g)。

用法:先煎黄芪取汁,入鱼同煮汤,饮汁,食肉。

功效:健脾益气。

适应证:治疗尿路感染属气虚者,症见尿痛不著,淋沥不已,余沥难尽,或尿有热感,时轻时重,遇劳则发或加重者。

(4)冬虫夏草或怀杞炖鸡

组成:冬虫夏草 3~5g 或怀山药 5 片,枸杞子 18g,鸡肉 100g,

用法:上述食材,加水 250ml,炖熟,油盐调味。

功效:益气健脾补肾。

适应证:适用于尿路感染属脾肾两虚证。

六、情志调节

尿路感染病情复发常与情志变化有关,情志失调,气机郁结,或气郁而湿滞,湿滞而成热,湿热蕴结下焦,或郁而化火,久必伤阴,阴虚而湿热留恋,或木郁伐土,脾失健运,水液不布,内湿生下焦,久蕴生热,湿热胶着,致使水道通调受阻,疏泄不利,膀胱气化不利,发为淋证而见小便涩滞,淋沥不宣,故须调节情志,保持心情舒畅。因此,患者在日常生活和工作中,应保持心情愉悦,遇事应平静对待,学会自我调节,避免精神紧张和过度疲劳,预防和减少尿路感染的发生。

七、适当运动,劳逸结合

尿路感染发病或复发的内在因素是正气不足,因此提倡适当运动和劳动,既有助于舒畅心情,又有助于疏通筋骨和气血,进一步促进正气的激发,提高机体的抵抗力,能够帮助减少尿路感染发病或复发的次数。像老年人尿道括约肌松弛,应鼓励并指导其积极进行功能锻炼,可指导患者每晚睡前在床上做抬腿运动(仰卧、双腿同时上抬 90°)和肛门会阴收缩运动(腹部、会阴、肛门同时在吸气时收缩),这些活动可促进松弛的尿道括约肌张力增加,收缩力加强,防止尿失禁,以减少尿路感染的发生率。

八、"治未病"思想在尿路感染中的应用

(一) 未病先防

"是故已病而后治,所以为医家之法;未病而先治,所以明摄生之理"(《丹溪心法》)。未病先防旨在提高抗病能力,防止病邪侵袭。病邪是导致疾病发生的重要条件,故生活中须注意防止病邪的侵害。中医认为尿路感染的发病或复发主要与生活调理不当、余邪未尽、重感外邪等因素有关,故我们一定要告诫患者养成良好的生活习惯,尽量避免尿路感染发病或复发。"正气存内,邪不可干",正气不足是尿路感染发病或复发的根本原因,故患者要通过适当体育锻炼,调摄情志,劳逸适度,以使形体强健,精力充沛,只有身体和精神得到协调发展,才能增强机体抵抗病邪的能力。脾胃为后天之本,肾为先天之本,故调养脾胃和保肾护精是增强正气、预防疾病的重要途径之一。

(二) 既病防变

既病防变,不仅要截断病邪的传变途径,而且又"务必先安未受邪之地"。传统中医认为,尿路感染属于中医学的"淋证",其病因与饮食不节、外感病邪、情志失调、劳倦过度等因素有关,基本病机变化为肾与膀胱气化不利,本以肾虚为主,标以气滞、湿热、瘀血为多。肾者主水,主司调节人体水液代谢的作用;膀胱者,"州都之官",有贮存和排泄尿液的功能。肾为水脏,膀胱为水腑,二者表里相合,经络相互络属,共主水道;膀胱的气化功能的发挥,以肾的气化作用为生理基础。疾病状态下,二者常相互影响,导致湿热瘀等邪蕴结下焦,致使肾和膀胱的下焦气化功能失常,生成淋证。根据起病的缓急,一般可以分为两个阶段,急性发作期以标实为主,慢性缓解期以本虚为主。肾虚是本病反复发作的主要原因,初起急性期多因湿热为患,正气尚未虚损或虚损不甚,多较易治愈;但若湿热毒盛,弥漫三焦或内犯营血,也可导致癃闭、喘促、昏迷甚至厥脱等严重变证;淋久湿热伤正,由肾及脾,致脾肾两虚,由实转虚,成虚实夹杂之证,甚至湿热酿生毒浊,进一步发展为慢性肾衰竭。

湿热侵袭是诱发本病的因素,也是贯穿于慢性尿路感染的影响因素之一,常与虚、瘀等相互作用致使本病缠绵难愈。湿热为阴阳合邪,热能耗气伤阴,湿能害肾伤阳,湿热蕴结日久,必致正气耗伤,常见气阴两亏。血瘀的形成也与湿热久稽下焦密切相关,或因湿热蕴结,热盛血壅,湿阻气滞,导致血行不畅,或因热盛伤阴耗气,脉血行涩,且瘀血又湿热互结,形成慢性泌尿道感染迁

延不愈的复杂病机。故要遏制该病的进一步发展,必须同时从清热利湿、活血化瘀等入手,在辨证的基础上可适当加入一些活血化瘀药如丹参、川芎、泽兰、桃仁、红花、丹参、赤芍、五灵脂、蒲黄、水蛭等,但还需注意的是,大部分患者长期使用苦寒性质的抗菌药物或中药治疗,易耗损人体阳气,阳虚则湿盛,湿又能敛邪,使诸邪留恋机体,故在缓解期或恢复时尤其需要注意扶正升阳。

在尿路感染的急性或发作期时,以病势急剧,病程多变为特点,处理不当会影响预后,故患者应到正规医院接受规范治疗,此期多见湿热下注膀胱或瘀热蓄于膀胱,中医辨证以实、热证为主,消除病因是此期的主要目的,当清热解毒,利湿通淋为主,常用车前草、萹蓄、瞿麦、滑石、荸荠、白花蛇舌草、栀子、龙胆草、大黄、黄连、黄芩、蒲公英、鱼腥草、金银花、野菊花、紫背天葵等。血溢脉外见血尿者,加大蓟、小蓟、茜草、白茅根、淡竹叶等;若湿热伤阴耗气者,加太子参、沙参养气,加生地黄、知母清热养阴。以上诸药患者可以选取一种或几种煮茶频服,脾胃虚弱、体质虚寒者忌服,一般人也不宜长期服用。若邪郁少阳,伴见寒热往来、口苦呕恶者,可合小柴胡汤和解少阳;若肝气机郁结,水道疏泄不利者,可合沉香散加减以理气疏导。此外,此期适当配合中成药如尿感宁颗粒、八正合剂和抗生素等治疗,治疗效果更佳。

在急性感染恢复期或慢性感染期时,当以扶正祛邪为主,兼以利湿通淋。或湿热久稽,耗气伤阴,或淋病日久,或渗湿利尿太过,伤及肾阴,肝肾阴虚夹湿者,治以滋养肝肾,清利湿热为法,当以知柏地黄丸加减,推荐患者平时适当食用青蒿、地骨皮、有瓜石斛、女贞子、黄精、鳖甲胶、熟地黄、天冬等,水肿及脾胃虚弱者忌服,不宜久服;淋病日久,湿热伤正,损及脾肾,治以补脾益肾,清利湿热为主,方以无比山药丸或补中益气汤加减,推荐黄芪党参大枣粥:黄芪60g、党参30g、大枣10枚、糯米100g;黄芪、西洋参羹:黄芪100g,西洋参30g,糯米粉50g,白糖适量,水1 000ml;若面色苍白,手足不温者,脉细沉迟者,需加肉桂、淫羊藿、桂枝等。尿路感染反复发作,迁延不愈,湿热与瘀血互结于下焦形成瘀热互结证者,治以活血化瘀,清利湿热为主,常以桃核承气汤加石韦、滑石、冬葵子,推荐以新鲜车前叶50g、粳米100g、葱白1茎煎煮成粥啜服,此外可以用野菊花、鱼腥草、蒲公英、芦根等煎茶煮饮,适时频服,脾胃虚寒、体质虚弱者忌食。对于尿路结石者,在清热利湿通淋的同时可以加强排石、溶石,适当加入行气活血、化瘀通络、疏利水道的中药,常用药物有木香、乌药、王不留行、路路通、牛膝、蒲黄、金钱草、海金沙等。如中药治疗难以奏效时,在掌握好手术适应证的情况下,应及时考虑手术治疗。

此外,慢性病患者需要长期服用药物治疗,此类患者需当重视调理脾胃,尽量避免使用碍于脾胃的苦寒药物,可适当配伍木香、乌药、沉香、陈皮、枳实、当归等理气药,既对改善膀胱刺激症状及消除残余尿有一定效果,又对于防治尿路感染有特别意义。对于一些病情反复或严重的患者,必要时应当发挥中西医药有机结合,取长补短,各自发挥其优势,定能出奇制胜,同时应注意守法守方,当临床症状消除时,应结合现代理化检验手段,以细菌的阴转作为疗效的标准,防止余邪未清、死灰复燃。对于抗生素的选择,我们应遵循降阶梯的选药的原则,及时根据药敏选用敏感的窄谱抗生素,避免长期使用广谱或超广谱抗生素而导致细菌耐药率升高。

（三）瘥后防复

尿路感染经积极治疗后完全可以痊愈,但有些患者也容易再发。因此杨霓芝对于曾经有过尿路感染的女性患者常常建议:

1. 正规治疗　初次尿路感染的患者一定要到正规医院接受规范治疗,切忌随意增减和乱用抗生素。如反复尿路感染的患者,有条件时可以完善中段尿细菌培养 + 药敏检查,更好地指导用药。对于反复发作的尿路感染,须定期复查,并积极寻找和祛除病灶,消除各种诱发因素如尿路结石、尿路梗阻等。膀胱输尿管反流患者,要养成二次排尿习惯,即每一次排尿后数分钟,再重复排尿一次。

2. 尽量避免使用尿路器械　如有必要使用,必须严格执行无菌操作。

3. 注意休息　适当运动,增强体质,提高机体的防御能力。

4. 养成良好的生活习惯　多饮水(每天 1 500ml 以上),勤排尿(2~3 小时排尿 1 次)。

5. 注意个人卫生　经常注意会阴部清洁,勤用淋浴;内裤以棉质为佳,大小适宜,勤洗勤换;避免长期使用卫生护垫;大便后手纸应由前向后抹拭,以免污染尿道。

6. 保持乐观心态　积极参加社会活动,保持良好的乐观的心态。

(张　蕾　李晓朋　周淑珍)

参考文献

[1] 王海燕. 肾脏病学[M]. 3 版. 北京:人民卫生出版社,2008. 1246-1249.

[2] 韦芳宁,劳丽陶. 杨霓芝教授治疗老年尿路感染经验临证拾零[J]. 中国中西医结合肾病杂志,2010,11(01):5-6.

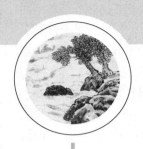

第十章
过敏性紫癜性肾炎

过敏性紫癜属于系统性小血管炎,主要侵犯皮肤、胃肠道、关节和肾脏,其病理特点为含有 IgA 的免疫复合物沉积于受累脏器的小血管壁并引起炎症反应。皮肤受累可导致白细胞碎裂性血管炎,表现为出血点和紫癜;胃肠道受累可引起胃肠道黏膜紫癜样病变,表现为腹痛和出血;而肾脏受累为免疫复合物型肾小球肾炎。该病好发于儿童,但也可见于成人,男性略多。年龄较大的儿童或成人肾脏受累较为严重。约 1/4 患者有过敏史,约 1/3 患者有前驱感染史。过敏性紫癜导致肾脏受累的比率为20%~100%,其肾脏损害称为过敏性紫癜性肾炎(简称紫癜性肾炎)。本病肾脏受累的临床及病理表现具有多样性,治疗效果和预后也不一致。中医文献中历来无"紫癜肾"这一病名,根据临床症状类属"紫癜""紫癜风""血证""尿血""肌衄""斑疹""斑毒""葡萄疫""水肿""腰痛"等病证范畴,2010 年,国家中医药管理局重点专科优势病种肾病协作组根据本病临床特点将之命名为"紫癜肾"。

一、临床表现

(一)肾外表现

有 1/3 患者起病前 1~4 周有上呼吸道感染,几乎所有病例都有特征性的对称性出血性皮疹,开始时为荨麻疹样,随后变为高出于皮肤的斑点状紫癜,皮疹发生在四肢远端、臀部及下腹部,较常见于下肢伸侧和臀部,多呈对称性分布,可有痒感,1~2 周后逐渐消退。常可分批出现,严重者可融合成片。约 25% 的患者有腹痛,可以并发黑便或鲜血便;成人胃肠道症状等全身性表现可不明显。约 30% 患者有关节痛,多呈非游走性、多发性关节肿痛,多发生在膝和踝关节。偶尔发生鼻出血或咯血,以及如头痛、行为异常及抽搐等神经系统受累症状。

(二)肾损害表现

肾脏病多发生于全身其他脏器受累后数天或数周。患者多表现为镜下血尿和蛋白尿,肉眼血尿少见。近一半患者表现为肾病综合征。肾脏受累的程度与皮肤、胃肠道和关节受累的严重程度无关。

二、早期识别

过敏性紫癜肾炎是一种自限性疾病,可自然恢复,但预后由病情的轻重来决定。本病常发生在外感后,如上呼吸道感染,鼻炎,扁桃体炎后一周或半月,或接触过敏原,如装修房屋、新家具、药物过敏等。了解过敏性紫癜性肾炎的早期症状,可及早发现,及早治疗,如消化道症状、皮肤症状、肾脏症状、关节症状等。过敏性紫癜性肾炎发病前 1~4 周常可出现低热、咽痛、上呼吸道感染及全身不适等初期症状。早期可有消化道症状,如出现腹痛,同时可伴有呕吐、呕血或便血等;早期皮肤症状以下肢大关节附近及臀部分批出现对称分布大小不等的斑丘疹样紫癜为主,反复发作于四肢、臀部;早期关节症状多发生在膝、踝、肘、腕等关节,表现为单个或多发性、游走性关节肿痛。过敏性紫癜性肾炎患者一般于紫癜数日至数周左右出现肉眼血尿或镜下血尿、蛋白尿和管形尿,通常可在数周内恢复,重症可发生肾衰竭和高血压脑病,需要进一步到肾病专科就诊,完善相关检验检查,早期明确诊断及治疗方案。紫癜性肾炎患者的临床表现和肾脏病理损伤并不完全一致,后者能更准确地反映病变程度及远期预后。有指征并有条件行肾穿刺病理检查可以辅助临床医生进一步明确肾脏病变的具体病理类型,帮助患者了解病情,判断预后及指导治疗。过敏性紫癜性肾炎早期肾损害以细胞增生、浸润为主,经积极治疗后可好转或恢复。晚期肾损害以纤维化和硬化为主,病损组织已无法逆转,因此早期发现,早期诊断,早期治疗本病是最佳选择。

三、保健要点

控制危险因素,学会自我管理和自我监测,积极治疗。

（一）控制危险因素

1. 消除致病因素　患者应当积极寻找可能的过敏原，可以通过检查过敏原，寻找过敏物质，尽量避免接触可疑的过敏原（如进食鱼、虾、蟹，接触油漆等）。为预防紫癜复发而加重肾脏损害，应注意预防上呼吸道感染、清除慢性感染病灶（如慢性扁桃体炎、咽炎），驱除肠道寄生虫。注意口腔的护理，早晚及餐后应漱口，保持口腔清洁，去除口臭，防止细菌和霉菌滋生。

2. 控制血压及蛋白尿　肾性高血压者应定时测血压，根据血压变化情况增加卧床休息时间。杨霓芝建议应结合蛋白尿的情况，坚持服药，控制血压至理想的靶目标水平。积极控制蛋白尿，对延缓病情进展至关重要。临床上，杨霓芝结合现代医学手段，根据患者的临床表现、蛋白尿的程度、肾脏病理等，并结合患者自身具体情况，适当地选择激素、免疫抑制剂、血管紧张素转换酶抑制剂等制定不同的治疗方案，以中医中药治疗为主，衷中参西，嘱咐患者坚持服药，遵从医嘱，定期随访。

（二）加强自我管理和自我监测

在疾病活动期，应注意休息和维持水、电解质平衡。水肿、大量蛋白尿患者应予低盐、限水和避免摄入高蛋白食物。患者需定期门诊随访，在最初 6 个月内每月复诊 1 次，此后根据病情 1~3 个月随访 1 次。在门诊随访期间需定期监测尿液分析、血常规、血生化等指标，以评估疗效和治疗的不良反应。虽然大多数过敏性紫癜性肾炎患者预后良好，但部分病程迁延，少数可发展至慢性肾衰竭，应当注意随访观察，并按规定的疗程服药。此外，须在医生的指导下使用糖皮质激素时，不可自作主张，随便减量停药，以免引起病情反复，并要注意其副作用。

（三）规范治疗

本病有一定的自限性，特别是儿童病例。对一过性尿检异常者不需特殊治疗，患者需要的是好好休息，但应注意观察尿液分析变化。过敏性紫癜性肾炎在临床上可以表现为孤立性血尿、孤立性蛋白尿、血尿和蛋白尿、急性肾炎综合征、肾病综合征、急进性肾炎综合征和慢性肾炎综合征等多种类型。分急性期和迁延期。急性期要适当休息和避免过敏性紫癜发作；迁延期主要是控制蛋白尿，保护肾功能。

1. 一般治疗和对症治疗　酌情采用抗过敏、抗感染、降压、利尿等治疗。可使用抗组胺药如盐酸异丙嗪、氯雷他定等，改善血管通透性药物如维生素 C 等，腹痛明显者可予解痉止痛药，关节痛可酌情用止痛药。无大出血，一般不用止血药。

2. 正确认识激素与免疫抑制剂的使用 目前使用糖皮质激素治疗紫癜性肾炎,颇具争议,有的医生认为使用激素可以缩短病程,避免并发症的发生,但是,同时,糖皮质激素对肾炎无预防作用,且又有胃溃疡、胃肠道出血、感染、骨质疏松、血糖升高、痤疮、满月脸等诸多的副作用。临床表现为肾病综合征,或尿蛋白定量 >1g/d,病理表现为活动增生性病变的患者,可用糖皮质激素治疗,激素可以减轻蛋白尿,缓解胃肠道症状、关节肿痛及皮肤紫癜。对于明显新月体形成、单用激素效果不佳的患者,可联合使用其他免疫抑制剂,如环磷酰胺、吗替麦考酚酯、环孢素、来氟米特、雷公藤多苷片等。针对患者的具体病情,该不该用激素、免疫抑制剂,一定要听从专科医生的建议,不能自以为是。临床表现为急进性肾炎、肾活检显示有大量新月体形成的紫癜性肾炎,进展至终末期肾衰竭风险极大,这类重型病例应采取积极治疗措施,如大剂量激素冲击治疗、血浆置换等。临床研究显示,在激素和细胞毒药物基础上联合血浆置换、或单独应用血浆置换,可减轻肾损害,延缓肾衰竭进展速度。

3. ACEI 或 ARB 类降压药的使用 过敏性紫癜患者使用 ACEI 或 ARB 类降压药不但可降低患者血压,而且可有效减少患者蛋白尿,延缓肾功能损害进展。因此积极遵从医嘱,规律服药,监测血压。

四、饮食宜忌

1. 应立即停止摄入一切可疑的过敏药物及食物 忌摄入鱼、虾、蟹、蛋、奶,含有色素、香精、添加剂的食物以及易致敏的药物,如磺胺类、青霉素制剂、解热镇痛药、异烟肼等。

2. 饮食宜清淡,富含营养且易消化吸收 饮食不节或不当,损伤脾胃,运化失司,湿热内生,亦是发病的重要因素。如隋代巢元方《诸病源候论》云:"斑毒之病,乃热气入胃。"患病期间饮食应注意禁食肥甘厚腻,禁食辛辣发物如海鲜、羊肉、狗肉、鸡、辣椒、蒜、韭菜、香菜等,禁烟酒,忌不洁饮食。主张饮食清淡、富含营养、易于消化之品,多食蔬菜水果。每餐切忌过饱,尽量少用粗食及含粗纤维多的食物,如韭菜、芹菜、油菜等,此类食物可能磨损胃肠黏膜,诱发或加重胃肠道出血。

3. 蛋白质的摄入 紫癜性肾炎患者要适量摄入蛋白质,既不可过高,也不可过低。由于血浆蛋白持续低下可使抵抗力降低,容易导致感染,水肿反反复复,加重病情,而高蛋白饮食可引发肾小球高滤过,加重肾损害,容易使肾小球硬化。出现肾衰竭时应限制蛋白质入量,结合肾功能的具体情况,控制每天每千克体重约 0.6~0.8g 为宜,以优质蛋白为主,如牛奶、鸡蛋,少吃或不吃植物蛋白,配合补充或不补充酮酸制剂或必需氨基酸。

4. 钠盐的限制　出现高度水肿、蛋白尿、低蛋白血症、高脂血症的患者应给予低盐低脂饮食。若过敏性紫癜性肾炎患者无水肿或高血压,则不必限盐。

5. 钾的限制　当患者表现出少尿或无尿时,因钾的排泄产生障碍,可使血钾升高,此时应限制食用含钾多的水果和蔬菜,如橘子、香蕉、鲜蘑菇、榨菜、马铃薯等。

6. 合理运用食疗药膳　《备急千金要方》曰:"洞晓病源,知其所犯,以食治之,食疗不愈,然后命药",中医自古就强调药膳食疗。紫癜性肾炎患者应多食用一些养阴清补的食物,如百合、银耳、桑葚、莲子、山药等。患病期间,可多食用健脾养胃之品,如鲜藕、荸荠等;可加用白茅根、薏苡仁、赤小豆、山药、芡实等煲汤作为食疗。可辨证选用以下食疗方:

(1) 茅根水炖猪皮

组成:猪皮 250g,茅根 35g,冰糖适量。

用法:将猪皮去毛洗净,加入煎好的白茅根水炖至黏稠,再入冰糖拌匀,分2 次服,每日 1 次。

功效:清热祛湿。

适应证:适用于过敏性紫癜性肾炎属血热妄行者。症见下肢皮肤起紫斑,尿血,或有关节肿痛,兼有浮肿,小便短赤,蛋白尿,口渴心烦,舌红绛,苔黄,脉数有力。

(2) 紫草红枣汤

组成:紫草 50g,红枣 30g。

用法:上述食材,加水适量煎服,吃枣喝汤。

功效:清热凉血养血。

适应证:适用于过敏性紫癜性肾炎属血热妄行者。

(3) 田七煲乌鸡

组成:田七 5g,乌鸡半只。

用法:加水 200ml,煲汤。

功效:活血健脾养血。

适应证:适用于邪郁下焦,湿热夹瘀型的患者。

五、情志调节

健康的心理则同样是战胜疾病的重要条件。有很多肾病患者一旦获悉自己身患紫癜性肾炎,便不思饮食,悲观失望。不良情绪反应能够影响神经—内分泌、心血管、消化等系统的功能。应注意心理调护,增强战胜疾病的信心,保持心情舒畅,避免激动,以防病情加重或复发。

六、生活调摄

起居饮食要规律,急性期要卧床休息,稳定期适当活动。要顺应四时气候的变化,平时注意防寒保暖,切勿受凉引起感冒、腹泻。适当运动,如散步、慢跑、打太极拳等,切勿剧烈运动,劳逸结合,增强体质。节房事,女性患者患病后短期内不宜妊娠。注意个人卫生,避免皮肤感染。慎用感冒药及其他肾毒性药物。

七、"治未病"思想在紫癜性肾炎中的应用

(一)未病先防

养生调病应注重"天人合一"。平时注意避风寒,调饮食,规律作息,劳逸结合。适当锻炼,增强体质、严控相关危险因素是预防和抑制病情发展的主要措施。对过敏性紫癜未发者,应重视纠正体质因素。对药物、食物过敏者,应避免接触过敏原,脱离致敏环境,增强正气。

(二)既病防变、瘥后防复

既病之后防其传变,强调早期诊断和早期治疗,及时控制肾脏病的发展和并发症的发生;瘥后防复,预防肾脏病的复发。杨霓芝将紫癜性肾炎分为急性期和稳定期,从肺肝脾肾四脏论治。急性期以肺经风热和肝经血热论治,稳定期则从气阴两虚论治。

肺经风热疾病初起,发热或恶风寒,咽痛、咽痒,全身皮肤散在鲜红紫癜,以下肢多发,对称分布,或伴腹痛、尿血,舌红、苔薄黄,脉浮数。治以宣肺清热、凉血解毒,方用银翘散合五味消毒饮加减。肝经血热皮肤明显鲜红色紫癜,伴口干、口苦,尿色深黄,或尿血、便血,舌红绛、苔黄,脉滑数。治以凉肝清热,解毒化瘀,方用犀角地黄汤合二至丸加减。气阴两虚病程迁延,面色少华,心烦,口干,手足心热、气短神疲,腰酸腰痛,尿色浑浊或多泡沫,舌淡红或淡暗、苔薄白,脉弦细或沉细。治以健脾补肾,活血填精,方用参芪地黄汤合二至丸加减。偏脾气虚者加白术、党参、山药;偏肾阴虚者加女贞子、旱莲草、何首乌、龟板。

杨霓芝在临床诊治过程中,常强调辨证与辨病结合,同时强调临床与病理相合,根据临床表现和肾脏病理的轻重,中西医结合,发挥综合治疗优势。孤立性血尿、蛋白尿以单纯性血尿、蛋白为主要临床表现,蛋白尿定量较少(<1g/d),肾脏病理表现为轻度系膜增生或局灶增生改变为主的患者,杨霓芝强调以中医

药治疗为主。根据紫癜性肾炎的热瘀毒虚病机,重视气虚血瘀病机在疾病发生发展过程中的关键作用,突出益气活血为治疗的基本方法。在临床辨证中,细辨是否夹有风、湿、热、毒的兼证,如兼有恶寒、发热、咽痛,脉浮等风热证时,宜加强疏风清热的治疗,常以银翘散加减,强调加用荆芥、防风、蝉蜕、薄荷等;如兼有身困纳呆、口黏口苦、尿黄浊、苔腻等湿热证时,宜湿热分消,常以三仁汤加减,同时加用白花蛇舌草、石韦、蒲公英等。

肾病综合征、急进性肾炎以大量蛋白尿、重度水肿为主要临床表现,或肾功能迅速恶化,伴少尿、血压升高的患者,病理常常以弥漫性系膜增生、局灶节段性硬化或新月体性肾炎为主要表现。针对此类患者的病理特点,杨霓芝强调治疗应中西医并用,在积极免疫抑制治疗的同时,发挥中医药减毒增效的作用。在激素、免疫抑制治疗的初期,中医药主要围绕激素或免疫抑制剂作用于人体后的副反应,如激素使用后食欲亢进、心烦、失眠等"阳亢"的表现,治以滋阴降火之法。如使用免疫抑制剂后表现食欲下降、恶心等消化道反应为主,治疗则以降逆和胃止呕为主。在病情进入相对稳定的阶段,激素或免疫抑制剂处于维持、减量的阶段,围绕疾病的易复发、蛋白尿的控制等进行治疗。如针对疾病的易复发,杨霓芝强调提高机体的免疫力,避免接触过敏原,避免感染。治以健脾益气,提高机体的抵抗力。

注重活血化瘀的应用。过敏性紫癜是一种循环 IgA 免疫复合物介导的系统性小血管炎,血管内皮细胞损伤,内皮素分泌增多,肾血管收缩,肾血管阻力增加,而活血化瘀的药物可加快血流,改善微循环,改善毛细血管通透性,保护内皮细胞。因此,杨霓芝临床中强调活血化瘀治疗贯穿于紫癜性肾炎的始终。急性期以凉血化瘀为法,选用牡丹皮、赤芍、丹参;稳定期气虚为主则采用益气活血,常选用黄芪、三七、桃仁、红花;阴虚为主则养阴活血,选用鸡血藤、当归、旱莲草等。杨霓芝在既往益气活血治疗慢性肾脏病的经验基础上,认为紫癜性肾炎病程缠绵,经常反复发作,因此,应强调益气活血同时兼顾。益气活血法不但可调整免疫功能,减少疾病的复发,而且益气活血法可以通过减少蛋白尿、改善血液流变学、降低血脂等机制,最终达到延缓肾脏纤维化进展的目的。

注重瘥后防复。在患者病情稳定后,可从情志调理、饮食起居、适时锻炼、增强体质着手摄生。患者要调畅情志,保持良好的心态;平时注意避风寒,外出时或季节变化时,要随气候变化而增减衣服,以防感冒、感染,经常保持口腔清洁和皮肤清洁;节饮食,忌食辛辣之品及发物,海鲜等物应慎之又慎,避免接触过敏原;起居有常,不过度劳累,不熬夜,适当锻炼身体,增强体质,提高机体抗病能力。同时要遵医嘱维持用药,不自行停药,从而达到预防疾病复发或加重的目的。

(段小军)

参考文献 ●

[1] 王海燕. 肾脏病学[M]. 3版. 北京:人民卫生出版社,2008. 1379-1381.

[2] 薛雪,王小琴,邹新蓉,等. 过敏性紫癜性肾炎(紫癜肾)的中医药诊疗进展[J]. 四川中医,2017,35(11):215-218.

[3] 杨霓芝,黄春林. 泌尿科专病中医临床诊治[M]. 2版. 北京:人民卫生出版社,2005. 206-207.

[4] 赵代鑫,杨霓芝. 杨霓芝教授辨治紫癜性肾炎经验简介[J]. 新中医,2011,43(08):181-182.

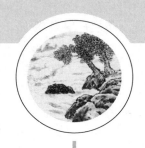

第十一章
肾脏替代疗法患者的日常调护与并发症防治

第一节　血液透析患者的日常调护与并发症防治

　　当所有肾脏病进入终末期，肾脏丧失其正常的生理功能，残余的肾功能无法维持人体的新陈代谢时，可以在肾移植、血液透析、腹膜透析中选择其中一种方式来替代肾脏工作。血液透析作为急慢性肾衰竭患者肾脏替代治疗的方式之一，利用体外循环装置将血液从体内引流至体外，经过一个由 5 000~15 000 根具有半透膜功能的空心纤维组成的透析器，使血液与空心纤维外侧含有与体内相似电解质的透析液接触，通过弥散和对流的方式进行物质交换，实现清除体内代谢废物，清除体内多余水分，维持电解质及酸碱平衡，并将经过净化的血液回输体内的过程。

　　大部分血液透析患者在医疗中心进行透析。一般而言，规律透析需要患者一周进行 3 次透析，每次 4 小时，持续终生。

　　虽然血液透析可以像正常肾脏那样，清除患者体内的代谢废物和过多的水分，维持体内电解质及酸碱平衡，但是透析只是替代了肾脏的部分工作。与健康肾脏持续工作相比，透析是间歇进行的，对代谢废物和多余水分的清除、电解质及酸碱的调节在一定程度上受到限制。此外，肾脏的内分泌功能还需要药物支持。所以，除了接受规律透析治疗，杨霓芝非常强调血液透析患者日常的自我管理。让透析患者正确理解透析,接受规范透析治疗,保护血管通路,按时服药,保持良好心态,合理饮食,适当锻炼,有助于减少透析并发症,并直接影响到患者的生活质量和远期预后。

一、临床表现

血液透析患者的状态与其基础疾病、透析依从性、自我管理能力、对药物治疗的反应、已行透析治疗的年数,以及透析并发症的发生密切相关。

多数血液透析患者表现为面色晦暗、乏力、少尿或者无尿,可伴皮肤瘙痒、双下肢轻度浮肿。若透析不充分或者未规律接受透析、自我管理能力差的患者,则可出现厌食、恶心呕吐、严重水肿、胸闷气促、顽固性高血压、深大呼吸、肌无力或肌麻痹、心律失常、嗜睡、易激惹、幻觉、言语紊乱、扑翼样震颤等尿毒症症状。长期血液透析患者可能合并皮肤瘙痒、肾性贫血、矿物质和骨代谢紊乱、心血管疾病、营养不良、感染、血栓形成和栓塞等慢性并发症的表现。

血液透析治疗过程中患者可能会出现低血压、肌肉痉挛、恶心呕吐、头痛、胸痛、背痛、发热寒战等急性并发症表现,甚至危及生命。患者如有不适,应及时向医护人员反映。

二、早期准备

在开始血液透析之前,患者需要建立一个"通路",以便将血液引流至体外并回输至体内。通过手术建立动静脉内瘘是多数患者的最佳通路选择,因为动静脉内瘘需要4~6周甚至更长时间才能用于透析,所以一般应该提前几个月准备。然而,对于患有糖尿病、高血压等血管条件差的患者,可能需要通过手术建立人工血管来提供通路。人工血管一般需要2周才能用于透析,但目前新型的人工血管也能在术后立即穿刺使用。当患者需要紧急透析,一般需要在颈部或者大腿的大静脉置入中心静脉导管作为通路。中心静脉导管一般仅作为短期、紧急透析使用,当患者无法建立其他通路时,也可采用带cuff隧道导管,但相比前面两种通路,导管并发血栓形成、感染等风险明显增加。

三、保健要点

(一)充分透析

血液透析患者由于肾脏基本停止工作,不能像健康的肾脏一样排泄人体代谢产生的废物,造成体内毒素的蓄积。尿毒症毒素主要来源于胃肠道,饮食管理有助于降低毒素水平。目前已知的尿毒症毒素有上百多种,可分为三大类:水溶性小分子,如尿素、肌酐等,容易被透析清除,蓄积会引起患者贫血、嗜睡、恶心;中分子物质,如 β_2 微球蛋白、瘦素等,能被高通量透析器清除,蓄积会引起透析相关淀粉样变、食欲下降等;亲脂性或与蛋白结合的小分子,如酚类、吲哚等,目前通过透析手段很难清除,蓄积会引起患者内皮功能障碍、炎症状态等并发症。

其中,由于血肌酐、尿素氮容易检测,常被用来评估肾功能的情况,也用来评估透析充分性。标准规律透析的方案是每周透析 3 次,每次 4 小时。通过测量透析前、透析后血尿素氮的水平,计算出 Kt/V 值评估毒素清除是否充分。当 Kt/V 值大于 1.2 时,透析充分。但实际上这对毒素的清除远远不能达到健康肾脏的水平,透析患者体内永远都有毒素潴留。每次透析可以清除体内过高的毒素,使机体处在相对安全的状态,而在非透析日,体内的毒素又会慢慢地增加。

杨霓芝建议血液透析患者应该规律接受透析,一般要求每周 3 次,每次 4 小时,保证透析充分性。透析间隔以 1~2 天为宜,因为如果透析间隔时间太长,体内毒素蓄积,出现尿毒症症状的风险将明显增加。对于个别尚有一定残余肾功能、自我管理能力良好的患者,可视具体情况,在医生指导下,减少透析次数或缩短透析时间。

(二) 保护血管通路

对于使用中心静脉导管的透析患者,每次透析时护士都会对局部进行消毒,并更换干净的敷料。患者应保留敷料至下次透析,注意不要自行打开敷料、弄湿弄脏敷料、甚至直接接触导管。若存在以上情况或敷料局部有血迹,建议及时至透析中心更换敷料,以免增加感染风险。另外,应注意避免导管受压、甚至打折,提高导管的通畅率。

对于使用动静脉内瘘或人工血管的患者,应注意以下几个方面:每天检查通路,保证局部有震颤;非透析日每天、透析日透析前用肥皂和温水清洗局部;注意保护通路,避免该侧手臂受伤或受压,避免内瘘侧肢体抽血和测血压,避免穿戴过紧的衣服或首饰,不要搔抓局部皮肤。若出现通路震颤减弱或消失、通路局部发红、肿胀、疼痛、出血,应及时告知医护人员。

(三) 加强自我管理和自我监测

对血液透析患者而言,饮食管理占有举足轻重的地位,除此之外,患者也应密切关注自己体重的变化、血压的情况,同时观察有无出血表现。若患有糖尿病或进食减少的患者,也应该关注血糖的情况。

1. 关注体重　体重是医护人员评估透析患者容量状态的一个重要的指

标。透析患者在家中应备有电子秤,每天定时、定秤、排空二便后并穿同样的衣服测体重。每次透析前后也应该测体重,保持每次透析前后称体重时衣物一致,或预先称量衣服重量以加减,保证体重的准确性。

干体重是针对透析患者的特有名词,是在透析结束时患者所能耐受的既无水潴留也无水缺乏的最低体重。也有学者认为干体重是指不存在透析间期高血压和透析过程中低血压的情况下,患者所能耐受的最低透析后体重。

目前对干体重的评估尚缺乏适合临床广泛应用的标准方法,主要依赖临床指标和医生的经验。临床上常以患者感觉舒适,血压平稳,无水肿,无活动后或夜间平卧时胸闷气促为准,结合透析间期体重增量来判断干体重。然而,有部分患者虽然存在容量负荷,但不一定引起临床症状或表现,这给临床评估患者容量状态带来了困难,需要结合胸片、B 型尿钠肽(BNP)等指标进行综合评估。

杨霓芝提出干体重的控制不仅需要医护人员的管理,家属的监督,更需要患者的主动配合。透析患者应该严格限制水钠摄入,避免透析间期体重增加过多。隔 1 日透析时,体重增长不应超过干体重的 3%,隔 2 日透析时,体重增长不应超过干体重的 5%。因为透析间期体重增加过多,可能出现水肿、胸闷气促等容量过多的表现,长时间透析期间容量负荷过多也会加重心功能不全。另外,为了减少体内过多的水分,常常需要增加透析出水量,但是过多的出水量会导致透析期间不良反应的发生概率增加。

2. 关注血压 大多数透析患者在进入透析之前都有高血压病史,但很多患者进入透析后,血压会较前好转,能逐渐减少降压药,甚至停用降压药,这主要是因为这类患者未进入透析前存在体内液体过多,导致血压升高。规律透析患者若出现血压持续升高,可能提示透析后容量控制仍不充分,应严格限制水钠摄入,适当下调干体重。长期透析患者因为心脏功能下降、血管反应性差,可能出现血压低的情况,这部分患者应更严格控制水钠的摄入。对透析患者(特别是血压控制欠佳的患者),建议平日监测一天中从早晨到中午,再到晚上,安静状态下三个时间段血压的情况。

另一方面,由于透析期间体内水分、内环境的快速变化,透析患者可能出现高血压或低血压的急性并发症。严重的高血压可能导致高血压脑病、脑出血,严重的低血压可能导致患者心肌梗死、脑梗死,甚至死亡。所以,在透析期间也应该密切监测患者血压的变化。对于透析期间血压低的患者,医生会重新评估干体重,与此同时,患者应严格限制水钠的摄入,必要时在透析前停用降压药物,避免在透析期间进食。

3. 关注有无出血 血液透析过程中由于需要进行体外血液循环,为预防血流通路中血栓的形成,常常需要使用抗凝治疗,保证血液透析的顺利进行。一般使用普通肝素或低分子肝素进行抗凝。透析患者本身既处于高凝状态,但也存在出血风险,所以在常规透析过程中,应该密切关注有无出血情况。常见的出血可能表现为穿刺部位渗血、皮下瘀点瘀斑、呕血、黑便、大便带血、咯血等。若有头部外伤或头痛、喷射性呕吐伴偏侧肢体乏力,也可能存在颅外或颅内出血的可能,应及时向医护人员反映。

4. 关注血糖 对血液透析患者而言,特别是合并糖尿病及摄入减少的患者,应注意监测血糖的情况。部分糖尿病患者进入透析后血糖情况可较前改善,可以逐渐减少胰岛素或降糖药,甚至停药;但也有部分患者需要长期维持降糖方案。所以,应该定期监测血糖的情况(如监测空腹和餐后的血糖情况),必要时调整降糖方案。对血糖控制不佳的患者,患者应监测一日五段血糖,即空腹、睡前、三餐后 2 小时的血糖情况,以便医生调整降糖方案。

另一方面,透析过程中使用的透析液分为含葡萄糖和不含葡萄糖两种,若含葡萄糖可能导致透析过程中血糖升高,不含葡萄糖可能导致透析过程中血糖下降。对透析过程中血糖偏低的糖尿病患者,可能需要调整降糖方案,甚至透析前暂停 1 次用药。对摄入减少或者禁食的患者,在使用不含葡萄糖透析液时,也建议监测血糖,必要时给予静脉补充,避免低血糖发生。

(四)规范治疗

血液透析只是替代了肾脏的部分工作,很多患者仍需要长期配合药物治疗慢性肾衰竭的相关并发症。杨霓芝提倡让患者了解并熟悉用药方案,谨遵医嘱,规律服药,不得随意减药、停药,争取达到目标水平。除此之外,由于透析患者多合并其他系统疾病,对于其他系统疾病的治疗方案,譬如糖尿病患者的降糖方案、冠心病患者的二级预防,也应结合专科医生意见,规范治疗。

1. 高血压 高血压是透析患者的常见表现,与透析患者心脑血管事件的发生密切相关。这一方面与患者体内液体过多相关,一方面也与患者服用降压药的依从性密切相关。2005 年,*K/DOQI Clinical Practice Guidelines for Cardiovascular Disease in Dialysis Patients* 中建议透析患者血压控制靶目标透析前 <140/90mmHg,透析后 <130/80mmHg;透析间期血压应 ≤140/90mmHg,但建议收缩压 ≥100mmHg,舒张压 ≥60~70mmHg。2015 年《中国血液透析充分性临床实践指南》中亦建议维持性血液透析患者透前收缩压 <160mmHg,但也应结合患者情况因人而异,对于年轻患者,血压可以尽可能降低到患者能耐受的水平;对于老年患者或合并慢性脑卒中的患者,可适当放宽降压目标。

2. 贫血 贫血在透析患者中非常常见，主要由于肾脏促红细胞生成素生成减少所致，也可能由于血液丢失加重贫血。贫血可使患者常规活动能力受到影响，感觉疲劳、无力等，也可导致心功能恶化。对规律透析患者而言，应该每个月评估血红蛋白水平，维持血红蛋白水平在 11~12g/dl 范围内，不推荐大于 13g/dl。对于存在缺铁的透析患者，建议给予蔗糖铁静脉注射或口服多糖铁复合胶囊补铁治疗。

3. 代谢性酸中毒 由于肾脏排泄酸性代谢产物的能力下降，透析患者常常合并慢性代谢性酸中毒。虽然透析过程中可以纠正体内酸中毒的情况，但在透析间期体内酸性物质的蓄积，使患者处在慢性代谢性酸中毒的状态，对骨和蛋白质代谢、内分泌、甚至心肌细胞存在潜在危害。因此，大多数患者需要长期服用碳酸氢钠进行碱化治疗。一般方案为：碳酸氢钠片，每次 0.5g~1g 口服，每日三次，维持透析前总二氧化碳(TCO_2)或血清碳酸氢盐水平 $\geq$ 20mmol/L，且 <26mmol/L。

4. 高钾血症 由于肾脏排泄钾离子的能力下降，透析患者常常容易出现高钾血症。对自我管理能力差、饮食不加控制、透析不规律的患者，高钾血症是常见的并发症，建议患者低钾饮食、规律透析，必要时需要配合胃肠道阳离子交换剂（如聚苯乙烯磺酸钙散剂）口服，以减少胃肠道对钾的吸收，控制血钾在安全范围(3.5~5.5mmol/L)。

5. 矿物质和骨代谢异常 矿物质和骨代谢异常也是透析患者的常见并发症之一，可表现为钙、磷、甲状旁腺激素、维生素 D 代谢异常，骨代谢异常，血管或其他软组织钙化，可伴有皮肤瘙痒，与心血管病患病率及死亡率增加密切相关。

其中，高磷血症在透析患者中非常常见。除规律透析、限制饮食磷酸盐的摄入外，大部分透析患者需要长期使用磷结合剂减少肠道对磷酸盐的吸收。常用的磷结合剂包括含钙和非含钙结合剂。常用的含钙磷结合剂有碳酸钙、醋酸钙，血钙正常或偏低的患者可以考虑使用，但由于可能增加高钙血症的风险，加重血管钙化，对有高钙血症、合并血管钙化、持续血清 PTH 偏低的患者，其使用受到限制；常用的非含钙磷结合剂包括司维拉姆、碳酸镧，对需要限制含钙磷结合剂使用的患者，建议采用这类磷结合剂，但其价格比较昂贵。需要注意的是，由于磷结合剂是通过与饮食中的磷酸盐结合，减少肠道对磷酸盐的吸收来发挥作用，所以，降磷药物要求在进食时同时服用。对于透析患者，我们建议将血磷水平维持在 1.13~1.45mmol/L，血钙维持在 2.1~2.5mmol/L。

继发性甲状旁腺功能亢进在透析患者中也非常常见，通常没有症状，但可导致骨质疏松,骨折、骨骼和肌肉疼痛等。控制甲状旁腺功能亢进的药物主要是维生素 D 类似物和拟钙剂。由于维生素 D 类似物可能会引起高钙血症、高磷血症,加重血管钙化,增加心血管意外事件死亡率,治疗首先应以控制高磷血症为主,同时避免治疗造成高钙血症。口服维生素 D 类似物抑制继发性甲状旁腺功能亢进时,建议睡前服用,以避免增加肠道对摄入钙、磷的吸收。结合具体情况,部分患者建议采用大剂量维生素 D 类似物冲击治疗,但应遵医嘱服药,不可擅自减药、停药。与维生素 D 类似物不同,高磷血症不是拟钙剂(如西那卡塞)的禁忌证,对血清 PTH 高且血钙大于 2.1mmol/L 可以考虑使用,但拟钙剂价格相对昂贵,且一般需要长期维持,需要结合患者经济情况加以选择。对血液透析患者,我们建议患者将甲状旁腺激素(PTH)水平维持在150~300pg/ml。若药物治疗效果不佳,必要时需要考虑行甲状旁腺手术切除。

四、饮食宜忌

饮食管理在透析患者中占有举足轻重的地位,也是患者自我管理能力的一个重要体现。透析患者在保证足够能量基础上,限制水盐摄入,以低钾、低磷、优质蛋白饮食为主。

饮食上,推荐主食以米饭、米粉、小麦淀粉为主,蔬菜可选用方瓜、木耳、冬瓜、葫芦、佛手瓜、荷兰豆、柿子椒、茄子、黄瓜、甘蓝(卷心菜)、丝瓜、大葱、酸白菜、葱头、芥蓝、四季豆、西兰花;水果可选用木瓜、蛇果、火龙果、人参果、山竹、苹果、梨,但应注意水果含水量较多,不宜进食过多;肉蛋奶可选用海参、猪大肠、鱿鱼、鸡蛋白、猪蹄、牛乳、鸡爪、酸奶、鸭、鸡翅、猪肉、猪舌、牛肉。

1. 合理保证能量和蛋白质摄入　透析患者营养不良的发病率很高。营养不良会增加透析患者的死亡率,但过高的蛋白摄入则会导致尿毒症毒素的增加。对透析患者而言,首先应保证足够的能量摄入,以 30~35kcal/kg 为宜。在保证足够能量的基础上,建议透析患者饮食蛋白质控制在 1.0~1.2g/kg,并且应注意优化蛋白摄入的结构,建议 60% 来源于优质蛋白(主要是指肉、蛋、奶)。其中,约含 7g 蛋白质的食物如 1 个鸡蛋、50g 瘦肉(猪肉、鸡肉、鱼肉,去骨)、250ml 牛奶、100g 北豆腐,各能提供约 90kcal 能量;约含 4g 蛋白质的食物如50g 米 / 面能提供约 180kcal 能量、500g 青菜能提供约 90kcal 能量。蛋白质含量极少或零蛋白质的食物如麦淀粉、藕粉、土豆淀粉等淀粉食物、水果和油等,虽然不能提供蛋白质,但他们可以提供能量。其中,30g 麦淀粉、藕粉、土豆淀粉等淀粉食物提供约 90kcal 能量,且不含蛋白质、钾、磷,非常适合用于为透析患者专门提供能量。而 1 小勺油提供约 90kcal 能量、150g 水果提供约 90kcal

能量。如果经济情况允许的话,建议患者可以加用酮酸制剂补充必需氨基酸。对营养不良的患者,建议可以配合透析患者专用的营养产品以提供足够能量和蛋白质的摄入。建议透析患者人血白蛋白≥40g/L。

2. 限制水盐的摄入 对规律透析患者,建议透析间期体重每天增长 1kg 为宜,不超过 1.5~2kg。若存在水肿、甚至活动后气促等液体潴留或透析间期延长的透析患者,则要求每日更低的体重增长。

一方面,患者应该限制水分的摄入,每日总进液量(含食物)应为前一天尿量加 500ml。应该注意的是,水、饮料、牛奶、汤、蔬菜、水果、粥的含水量都比较高,约占 75%~100%,应加以限制。建议患者配备有刻度的小水杯,估计每天饮水量。若患者口渴,可含冰块、或用冰水漱口。若尿量正常(每天尿量 1 500~2 500ml),且无水肿、气促的患者,则不必严格限制水分摄入,但体重不宜波动太大。

另一方面,患者应该限制钠盐的摄入,透析患者每天饮食钠摄入不超过 2 000mg,即 6g 食用盐,一般正常量饮食中已含 3g,故只需加 3g 食用盐,如有水肿、高血压的患者,钠的摄入量应更少。可使用葱、姜、蒜、辣椒、花椒、柠檬汁等代替盐来增加食物美味,酱油、醋、胡椒粉、辣椒酱等因含食品添加剂建议少量,不宜过多。另外,酱油、烧烤酱、罐头食品、冷藏食品、加工的肉类如火腿、腊肉、熏肠及冷切食品、烤土豆片、味精、咸菜等含钠高的零食,应尽量少吃或不吃。

除此之外,透析患者应保持大便通畅。适当食用低钾蔬菜、低钾水果,适当运动,定时排便有助于保持大便通畅,必要时也可配合麻仁软胶囊、大黄胶囊等通腑泻浊。适当增加运动也有助于汗液的排出。糖尿病患者应注意控制好血糖,血糖高也可以加重口渴的症状。

3. 低磷饮食 日常每进食 1g 蛋白质大约有 12~15mg 的磷摄入,每次透析只能清除 400mg 磷,每次大便可排出饮食中 20%~30% 的磷。透析患者除了规律透析,保持大便通畅外,还要求低磷饮食,饮食磷的摄入应控制在 800~1 000mg/d。

(1) 选择含蛋白质高而磷低的食物:蛋清优于蛋黄,豆浆优于鲜奶,牛肉优于猪肉、羊肉,大米优于面粉,面粉优于豆面、玉米面、荞麦面等其他杂粮。

(2) 避免高磷食物摄入,远离食品添加剂:高磷食物如荞麦面、莜麦面、南瓜粉、高粱米、黑米、青稞、燕麦等谷薯类;菇类、大蒜、紫菜、银耳等蔬菜类;椰子、葡萄干、水果干等水果类;动物内脏、草鱼、鲤鱼、黄鳝、鳕鱼、鲈鱼、鸡胸脯肉、叉烧肉、腊肉、鸭蛋、鸡蛋黄、对虾、奶酪、淡菜(干)、干贝、虾米等肉蛋奶类;

豆类、豆制品类；坚果、零食饮料类。

（3）食物减磷处理的方法：肉类、蔬菜类、谷类经煮沸或者浸泡，废弃沸水及浸泡水后再烹饪食用。

4. 低钾饮食　对于自我管理能力好、严格控制饮食、规律接受透析的患者，高钾血症并不常见。其中，低钾饮食占了非常重要的地位。应注意以下几个方面：

（1）不要使用低钠盐。

（2）一般含磷高的食物如坚果、豆类、杂粮、肉类等，含钾也都高。

（3）避免高钾食物摄入：如土豆、荞麦、南瓜粉、小米、青稞、芋头、杂粮等谷薯类；菠菜、苋菜（紫）、菇类、大蒜、百合、紫菜、银耳、萝卜、野菜等蔬菜类；香瓜、草莓、西红柿、樱桃、杏、哈密瓜、葡萄、橘、香蕉、荔枝、桃、桂圆、石榴、枣、椰子、葡萄干等水果类；鲅鱼、驴肉、河虾、动物内脏等肉类；浓茶、咖啡、大麦茶、鲜榨果汁、玉米汁、胡萝卜汁、菜汁等饮料果汁；酱油、醋等调味料；坚果、豆类、零食等。

（4）应该注意即使大量进食低钾青菜水果，也会引起高钾。

5. 食疗药膳　血液透析患者的中医证型虽然会发生一些变化，但基本病机与慢性肾衰竭一致，其病位以脾肾为主，病机特点以本虚标实，虚实错杂。其中，虚证包括气、血、阴、阳的亏虚，实证主要是指湿浊、水毒和瘀血，以正气亏虚为主导。但由于透析患者需要控制液体摄入，容易出现高钾风险，食疗药膳用药更为精简，更具针对性。结合透析患者的特点，杨霓芝推荐可采用以下膳食辅助治疗：

（1）当归生姜羊肉汤

组成：当归 30g，生姜 15g，羊肉 200g。

用法：将羊肉放入水中煮沸后，浸泡一段时间，弃去沸液，将当归、生姜洗净后，与羊肉一起入锅，加水适量，旺火烧沸后，改用文火慢炖。

功效：温补脾肾。

适应证：适用于临床脾肾阳虚的透析患者，表现为疲倦乏力，畏寒喜暖，四肢不温，舌淡苔白者。

（2）生脉饮代茶

组成：太子参 5g，麦冬 5g，五味子 3g。

用法：将太子参、麦冬、五味子洗净后，水煎煮至 50ml，代茶饮，口渴时服5~10ml。

功效：益气养阴。

适应证:适用于临床气阴两虚的透析患者,表现为疲倦乏力,少气懒言,口干口渴,舌红少津。但参类药物容易导致高钾血症,建议用于透析前血钾正常的患者。

（3）红参汤

组成:红参片 5g。

用法:将红参洗净后,加水适量,慢炖至 50ml,每日 1~2 次。

功效:大补元气,复脉固脱。

适应证:适用于临床脾肾气虚、透析期间或透析间期容易出现低血压的透析患者,可伴有疲倦乏力,少气懒言,食少纳呆,舌淡苔薄白。建议用于透析前血钾正常的患者。

（4）黄芪三七茶

组成:黄芪 100g,三七 30g

用法:将黄芪、三七碾成粉末,备用。每次取黄芪 10g、三七 3g 放入杯中,用沸水冲泡后代茶饮,每天约 50ml,每日 1~2 次。

功效:益气活血。

适应证:适用于临床脾肾气虚、瘀血内阻的透析患者,可伴有疲倦乏力,少气懒言,食少纳呆,肌肤甲错,肢体疼痛,舌淡暗,苔薄白,舌底络脉曲张。

五、情志调节

血液透析患者长期面临疾病对身体健康的影响,无止境的透析治疗和药物治疗,以及家庭、生活和经济的巨大压力负担,常常会存在焦虑、抑郁、易怒或思虑过度的不良情绪。这些不良情绪容易导致肝气郁结、脾气壅滞,加重患者本身的病情。对此,杨霓芝建议,对透析患者的不良情绪应加以安抚和疏导,正确引导患者了解疾病,接受疾病,和疾病共处,与医护共同与疾病抗争。与此同时,患者家属的陪伴、支持、关心和照顾,对患者拥有健康的心态有着非常重要的作用。透析患者除了平日接受透析治疗以外,一般能够正常参与到社会生活中,实现自己的意义和价值。

六、适当运动,劳逸结合

杨霓芝提倡血透患者应以中低强度的运动为主,如散步、慢跑、打太极拳、八段锦等,不宜进行过高强度的运动。运动应该舒缓放松,建议每次运动 30 分钟左右,以身体微微有汗出,身体无其他不适为最佳。适当运动,劳逸有度,有助于体内气血的畅顺,又不至于耗伤正气。

七、"治未病"思想在血液透析中的应用

大部分血液透析患者容易出现皮肤瘙痒、肾性贫血、矿物质和骨代谢紊乱、心血管疾病、营养不良、感染、血栓形成和栓塞等慢性并发症,在早期就应加以重视和防治。除了充分透析,保护血管通路,学会自我管理和自我监测,规范治疗,合理饮食,调畅情绪,劳逸结合以外,中医药在有些方面也能起到良好的作用。

由于血液透析在清除毒素、过多的液体同时,也无选择性地排出人体的一些精微物质,造成精气不足;透析期间短时间内超滤脱水过多,又可导致"气随津脱"而加重气虚。正气亏虚在血透患者病机中占主要地位,以脾肾气虚为主,脾虚失其健运,肾虚失其温化,表现为倦怠乏力、食少纳呆等;而邪实方面,透析患者以瘀血内阻较为突出。虽然血液透析过程中使用抗凝剂,但患者仍存在四肢关节疼痛、痛处固定、肌肤甲错、舌质紫暗或舌底络脉曲张等不同程度的瘀血表现,主要因为久病正气亏虚,无力行血,或湿浊内停,脉络不畅,瘀血内生。

(一) 未病先防

当人体正气虚弱,卫外不固的情况下,外邪容易乘虚而入。《素问·上古天真论》:"虚邪贼风,避之有时。"透析患者平日应规律作息,注意保暖,避免过劳,避免天气变化时外来邪气的侵扰。

另外,随着糖尿病、肥胖、老年患者的增加,内瘘功能丧失日渐突出。杨霓芝强调对内瘘功能丧失应早期预防,特别是针对动静脉内瘘血管较细、血流欠佳或者既往有血栓病史的透析患者,建议通过中药外用泡手以加强对内瘘功能的维护。以从补虚、化瘀、解毒为法,选用当归、桃仁、川芎、入地金牛、桂枝组方,予煎剂取液外用泡手。其中,当归养血,桃仁破血,川芎通络,桂枝温经通络,入地金牛解毒消肿,通络止痛,组方共奏可破瘀血、生新血、通经络、止肿痛之效。

(二) 既病防变,瘥后防复

营养不良在血液透析患者中发病率大约占 18%~75%,这受大多数慢性肾衰竭患者开始透析时间较晚,且饮食管理过分强调饮食的限制,而忽视营养补充的现状影响。营养不良与心血管疾病、感染、住院次数和时间、患者生活质量相关,增加透析患者的死亡率,应加强重视、及时治疗。血透患者营养不良主要表现为形体消瘦,毛发无光泽,面色萎黄或无华,体重日减,厌食或纳差,神疲乏力,舌质淡、苔薄白或腻。关键病机仍是脾肾气虚,瘀血内阻。其中,肾

为先天之本,脾为后天之本,脾肾气虚,气血生化无源,各脏腑失于水谷精微供养,气虚水液无以气化,湿阻中焦则食少纳呆、腹胀痞满、恶心呕吐。另外,瘀血内阻致气行不畅,且旧血不去,新血不生。治疗上,以补益脾肾为主,佐以活血化瘀,常用香砂六君子汤加减,选加三七、桃仁、赤芍、山楂、麦芽、布渣叶等,同时建议重度营养不良患者可在秋冬季节根据不同体质加服膏方。

最大型试验之一——透析结局与实践方式研究(dialysis outcomes and practice patterns study,DOPPS)显示,透析患者中皮肤瘙痒的发生率为42%,目前皮肤瘙痒的具体原因尚不明确,可能与透析不充分、甲状旁腺功能亢进、钙磷乘积升高、皮肤干燥、血清镁和铝浓度升高等多种因素相关,严重影响患者生活质量,而且由于患者反复抓挠,可引起局部皮肤甚至通路感染,也应加强重视、及时治疗。皮肤瘙痒的根本原因是正气亏虚,其中,突出表现在气、血两方面,病位在肺、肝、脾、肾四脏。气虚以肺、脾、肾气虚常见,肺主皮毛,脾主肌肉,肾主开阖,气虚则津液失于输布,肌肤失养,风从内生而皮肤瘙痒,治以益气为主,方以四君子汤加减;血虚生风以肝肾两脏为主,重则可阴血俱虚,治以滋阴养血,方用当归养血汤合桃红四物汤加减。若瘙痒顽固者,可加僵蚕、地龙、露蜂房等搜风止痒。也可配合蛇床子、地肤子等煎液外洗。若透析过程中瘙痒明显、难以耐受者,可施以针灸,尤其是腹针以止痒。

对进入血液透析的患者,如果规律透析,坚持服药,生活质量一般会得到比较好的保障。血液透析作为肾脏替代治疗方式的一种,能帮助人体清除水分和潴留的毒素,但短时间大量液体的清除会对心血管系统产生影响,因此,杨霓芝特别重视对患者残肾功能的保护,也强调对患者加强健康宣教,重视透析间期体重的变化,避免体重过快增加,导致超滤量太大,容易引起透析期间的不适症状。同时,严格控制高磷、高钾食物的摄入,也是非常重要的。患者应加强对血压、血糖的关注,学会自我监测,并及时和医生沟通;学会对动静脉内瘘这条生命线的监测,也是必要的技能之一。总之,血液透析对于尿毒症患者而言是一种有效的方式,但透析质量和生存质量的好坏,每个患者不一定相同,患者本人在其中扮演着重要的角色,每一位患者应学会掌握生命的主动权。

(赵代鑫 李 茵)

参考文献

[1] 侯凡凡.对尿毒症毒素的新认识[J].中华肾脏病杂志,2003,19(2):69-70.

[2] 中国医师协会肾脏病医师分会血液透析充分性协作组.中国血液透析充分性临床实践

指南［J］. 中华医学杂志,2015,95(34):2748-2753.

［3］HENDERSON LW. Symptomatic hypotension during hemodialysis［J］. Kidney Int,1980,
　　17:571-576.

［4］K/DOQI Workgroup. K/DOQI clinical practice guidelines for cardiovascular disease in
　　dialysis patients［J］. Am J Kidney Dis,2005,45(4 Suppl 3):S1-S153.

［5］王质刚. 血液净化学［M］. 北京:北京科学技术出版社,2016,869.

［6］徐丽霞,梁馨苓,史伟. 维持性血液透析患者贫血:KIDGO 指南解读［J］. 中国血液净
　　化,2014,13(1):27-30.

［7］王莉,李贵森,刘志红. 中华医学会肾脏病学分会《慢性肾脏病矿质和骨异常诊治指
　　导》［J］. 肾脏病与透析肾移植杂志,2013,22(06):554-559.

［8］FOUQUE D,KALANTAR-ZADEH K,KOPPLE J,et al. A proposed nomenclature and
　　diagnostic criteria for protein energy wasting in acute and chronic kidney disease［J］. Kidney
　　Int,2008,73(4):391-398.

［9］PISONI RL,WIKSTRÖM B,ELDER SJ,et al. Pruritus in haemodialysis patients:
　　International results from the Dialysis Outcomes and Practice Patterns Study(DOPPS)［J］.
　　Nephrol Dial Transplant 2006,21:3495.

第二节　腹膜透析患者的日常调护与并发症防治

腹膜透析是利用腹膜作为半渗透膜的特性,通过重力作用将配制好的透析液规律、定时经导管灌入患者的腹膜腔,由于在腹膜两侧存在溶质的浓度梯度差,高浓度一侧的溶质向低浓度一侧移动(弥散作用);水分则从低渗一侧向高渗一侧移动(渗透作用)。通过腹腔透析液不断地更换,以达到清除体内代谢产物、毒性物质及纠正水、电解质平衡紊乱的目的。

腹膜透析的基本原理是利用腹膜作为透析膜,把灌入腹腔的透析液与血液分开,腹膜有半透膜性质,并且具有面积大、毛细血管丰富等特点,浸泡在透析液中的腹膜毛细血管腔内的血液与透析液进行广泛的物质交换,以达到清除体内代谢产物和毒物,纠正水电解质、酸碱平衡失调的目的。在腹膜透析中,溶质进行物质交换的方式主要是弥散和对流,水分的清除主要依靠提高渗透压进行超滤。

一、常见并发症及识别方法

(一)腹膜炎

腹膜炎是腹膜透析中最常见的并发症,其发生与无菌操作不严格、切口及

管道感染、免疫力低下、透析液污染、高龄等因素有关。导致腹膜炎的微生物主要经过透析管腔进入腹腔，也可由透析管出口周围皮肤渗漏处进入腹腔，或由肠道、盆腔等处炎症直接蔓延至腹腔，偶来源于血液。可分为细菌性、真菌性、化学性腹膜炎等。

诊断标准：①患者出现腹膜炎的症状和体征，如腹痛、发热、恶心、呕吐等症状，腹膜透析液出现浑浊；②腹膜透析液常规检查发现白细胞计数大于 $100/mm^3$，且多核细胞占 50% 以上；③培养可以发现病原体的腹膜透析相关性腹膜炎诊治的临床决策存在。在这 3 条标准中若符合 2 条即可以明确诊断，具有任何 1 条者为疑诊。如果发现腹膜透析患者出现透出液的浑浊，应高度怀疑腹膜炎的可能，但也应注意鉴别一些非感染性因素导致腹膜透析液浑浊的情况，如过敏等因素导致的嗜酸性粒细胞增加，化学性因素对腹膜的刺激，各种原因导致的腹腔内出血，胸导管阻塞产生的乳糜性腹水，以及腹腔内肿瘤等因素。另外，应注意在患者干腹一段时间后首次引流出的腹膜透析液也可呈浑浊状态，并不一定代表感染的出现。

(二) 营养不良

影响腹膜透析患者的营养状况的因素较多，而且各种因素间相互作用，促进营养不良的发生。营养不良可以通过动态测量包括体重、身高、体积指数、三头肌皮褶厚度、上臂肌围等指标识别。同时结合一些生化指标，如人血白蛋白、血清前白蛋白、血肌酐可反映透析患者的肌肉总量，血尿素氮、血胆固醇可反映患者体内营养状况。近年来，生物电阻抗分析也渐渐用于腹膜透析患者的营养评估，有条件的地区，可适当开展该检查，以便更好识别营养不良的患者。

(三) 钙磷代谢失衡

钙磷代谢紊乱作为维持性透析患者的常见并发症之一，其对患者机体的影响不仅局限于骨骼系统，还可引起异位钙化、心脑血管并发症等。高磷血症可导致透析患者出现异位钙盐沉积，刺激血管及心脏瓣膜钙化，引起心律失常和心力衰竭，是透析患者心脑血管并发症的独立危险因素。血磷水平每增加 1mg/dl，对冠状动脉钙化造成的危险性相当于增加 2.5 年的透析时间，尿毒症患者死亡风险升高 18%，但钙磷代谢紊乱在早期并没有明显临床症状，因此常常被患者忽视。钙磷代谢失衡主要还是通过定期的血液学检查发现，一旦发现，应尽早治疗。

二、保健要点

对维持腹膜透析患者而言，如何正确认识疾病，了解影响疾病并发症的危险因素,并在专科医生指导下,积极配合及接受治疗,对患者病情控制及生活治疗的提高而言至关重要。为尽可能地保护残存肾功能,杨霓芝提出腹膜透析患者的保健要点为控制危险因素,学会自我管理和自我监测,积极治疗。下文将介绍腹膜透析患者避免发生腹膜炎、营养不良和钙磷代谢紊乱的保健要点。

(一) 规范腹膜透析期间无菌操作

患者操作不规范,无菌观念缺乏或淡薄是发生腹膜透析相关腹膜炎的主要原因。一方面腹膜透析是一个长期、持续的治疗过程,随着透析时间延长,透析过程中患者无菌观念逐渐淡薄,操作前没有认真完成七步洗手法,操作没有戴口罩、帽子,操作时接触了导管接头处。另一方面与患者自身文化素质有关,文化程度低的腹膜透析患者接受、理解能力差,没有按照正规步骤进行操作,增加了腹膜炎发生的概率。此外,有的患者由于经济条件差,家居环境不好,室内空气不流通,没有空气消毒机,在进行换液操作时,没有更换碘伏帽,从而增加了腹膜炎的发生率。

每日透析前,需将导管及其皮肤出口处用络合碘消毒,盖以敷料。并保持其清洁、干燥、如有潮湿,立即更换。日常应仔细观察透析管出口处有无渗血、漏液、红肿等,若有上述情况应做相应处理。患者如需沐浴,沐浴前将透析管包好,沐浴后将其周围皮肤轻轻拭干,再消毒,重新包扎,以降低导管皮肤出口处的炎症和隧道炎的发生率。

(二) 均衡饮食

腹膜透析过程中白蛋白、球蛋白、免疫球蛋白均有不同程度的丢失。腹膜透析时平均每日丢失蛋白质 5~15g,腹膜炎时则蛋白质丢失成倍增多,并且可持续数周。患者透析次数增加,腹膜透析液渗透压的提高,发热等均可使蛋白质大量丢失。

透析患者饮食应强调既有数量又有质量,不能仅注意蛋白质的摄入而忽视热能的补充,饮食中的蛋白质应足量,以高生物价的优质蛋白为主,如瘦肉、牛奶、鸡蛋、鱼等。根据患者机体的需要及代谢状况补充必需氨基酸、糖类,给予大量水溶性维生素,以满足机体需要。同时针对每例透析患者的疾病情况、营养状况及透析频率,帮助患者制订适合的饮食方案,并加强与患者及家属的沟通与交流,使患者在了解自己病情的同时,理解合理饮食的重要性。指导患者进餐时间尽量安排在放腹膜透析液之后,以增加食欲,增强抵抗力,防止感染的发生。

(三) 避免腹腔脏器感染

腹腔脏器感染时,病原菌进入腹膜,以通过腹膜透析导管入侵腹腔导致感染性腹膜炎最为常见。有报道称,导管出口处及隧道感染致使病原菌入侵腹腔导致腹膜炎的发生率增加 2 倍。此外,尿毒症患者肠壁发生病理改变,肠道感染时病原菌可经过肠壁或淋巴进入腹腔使患者感染腹膜炎。

(四)保持情志健康

国内有研究报道,腹膜透析患者焦虑、抑郁的发生率分别为 29.8% 和 24.5%。患者常因换液操作时不遵守操作规范发生腹膜炎引起深深的自责而加重焦虑程度;另外患者长期受疾病的折磨和经济上的压力,又缺乏对疾病的认识,易产生紧张、焦虑、忧郁的心理特征。焦虑和抑郁均使患者发生营养不良,使腹膜炎的发生率明显增加,严重影响患者的生活质量。

(五)保持腹膜透析场地清洁卫生

加强患者房间的通风换气,注意患者的衣物、被服清洁,注意保暖,避免感冒。根据操作间面积配置合适的紫外光灯消毒,每天消毒 2 次。

(六)选择合适的透析液

腹膜透析的患者采用标准钙透析液(钙离子浓度 1.75mmol/L)将使不少患者出现高钙血症,并引起机体转移性钙化等风险。有研究表明采用标准钙透析液及口服维生素 D 的腹膜透析患者中,有近 51%iPTH<150ng/L,高血磷和高钙血症的发生率分别为 52% 和 50%。合并钙磷代谢紊乱的腹膜透析患者,应选择低钙透析液(钙离子浓度 1.25mmol/L),这种做法为需口服含钙磷结合剂以控制高磷血症同时避免出现高钙血症的患者提供了另一种治疗途径。

三、饮食宜忌

1. 提高蛋白质和能量的摄入 腹膜透析患者的蛋白质摄入量国外多推荐 1.2~1.3g/(kg·d),其中至少 50% 为高生物效价蛋白质。然而近年研究表明,这种蛋白推荐剂量可能过高。高蛋白摄入如果不能相应增加透析剂量就会导致透析不充分。对于我国腹膜透析患者来说,每天 0.8~1.0g/kg 的蛋白摄入可能较为适合。蛋白摄入充分,但无足够的热量摄入也会造成负氮平衡,因此足够的能量供应不容忽视。

2. 增加维生素的摄入 由于水溶性维生素分子较小,易丢失于透析液中而导致维生素的缺乏。维生素 B_1、维生素 B_6、叶酸、维生素 C 必须定期供给,临床上因不同患者饮食结构差异较大,维生素的补充方案应追求个体化,目前临床上已有专门的维生素 B 片、叶酸片、维生素 C 片等可以选择;临床上不需补充维生素 A;不应盲目过量补充维生素 E;维生素 D 需要高于正常人,应根据个体情况补充。

3. 控制容量平衡状态 有效的容量控制是通过液体量和盐的控制来实现的。透析患者每天盐的摄入不应超过 6g,液体摄入量根据液体总的清除量确定。患者水盐控制的方法如下:①尽量少吃含水分高而营养价值低的食物,如稀粥、菜汤;把每天允许喝的水用固定的水杯盛放,并分次喝,且小口缓慢咽下;水温以偏凉为宜;用凉水漱口、含冰块,但不要咽下。②避免含盐高的食物,避免含盐高的调料如味精等;可选用低钠盐,烹调时可加入葱、姜、蒜等,增加食物的味道。③密切监测血糖。④认真做好出入量记录。⑤学会观察水肿,每日测体重,并注意咳嗽、憋气等心力衰竭表现。

4. 补充氨基酸或酮酸 口服必需氨基酸或 α- 酮酸,有助于提高机体蛋白质的合成代谢能力,不仅是增加蛋白质合成原料的供给,可能还具有刺激机体食欲的作用。

5. 低磷饮食 正常成人每天钙磷需要量分别为 0.5~1.0g,1.0~1.5g(透析人群磷的摄入量 800~1 000mg)。钙磷的吸收主要受维生素 D、年龄、食物成分、肠道 pH 等因素影响。磷大部分以磷酸盐、磷蛋白、磷脂等形式广泛存在于食物中,其中奶类及肉类食品含磷较丰富。因此饮食控制血磷升高主要从控制蛋白质摄入量及食物种类两方面着手。2006 年 *K/DOQI* 指南推荐腹膜透析患者蛋白质摄入量为 1.2~1.3g/(kg·d),但腹膜透析患者蛋白摄入量 >1.2g/(kg·d)时高磷血症的发生率可能会明显升高。同时有研究表明较低蛋白饮食 <0.8g/(kg·d)并没有导致腹膜透析患者出现营养不良状况。有更多的氮平衡研究实验结果显示,对于腹膜透析患者维持蛋白质平衡的摄入量大约在 1.0~1.1g/(kg·d),甚至有些可低至 0.7g/(kg·d)。由于腹膜透析患者文化层次、物质生活水平、饮食习惯均有差异,严格控制蛋白的每天摄入量及合理搭配食物,以减少饮食中磷的吸收在实际中是非常困难的。由此针对腹膜透析患者饮食控制管理及知识的普及显得尤为重要。强化饮食管理可使腹膜透析患者在不影响患者营养水平的情况下,其钙磷代谢紊乱得到改善。对青少年腹膜透析患者提高饮食中限制磷摄入的相关知识可持续改善其血磷水平。

6. 食疗药膳 中医学认为,健康是人与自然环境及社会之间存在一种动态平衡,如《黄帝内经》中所云:"阴平阳秘,精神乃治。"《素问·上古天真论》所讲的养生之道,其主要是以"天人相应""形神合一""动静结合"的整体观念为出发点,对于如何协调阴阳、顺应自然、饮食调养、谨慎起居、形神共养、调畅情志等等有一系列的指导原则。将慢性肾功能进行辨证分型,根据不同分型进行论治:

(1) 气阴两虚型:主要表现为腰膝酸软、倦怠乏力、气短懒言、口干舌燥、舌红少津、脉细弱。治以补气养阴。日常药膳可加入：黄芪、太子参、山药、女贞子、白术、山茱萸、玉竹、茯苓、麦冬等。

（2）脾肾阳虚型：主要症状为神疲乏力、畏寒喜暖、四肢不温、下肢浮肿、腹胀便稀、舌淡胖边有齿痕、脉沉迟。治以温肾暖脾。日常药膳可加入：白术、干姜、桂枝、菟丝子、淫羊藿、补骨脂、益智仁等。

（3）肝肾阴虚型：主要症状为头晕耳鸣、面红目赤、视物昏花、失眠多梦、舌质红、脉弦数。此型患者多有血压升高的表现。治以滋水涵木。日常药膳可加入：钩藤、菊花、夏枯草、决明子、山茱萸等。

（4）脾肾气虚型：主要症状为倦怠乏力，气短懒言，纳少腹胀，腰膝酸软，大便不实，舌淡，脉象沉细等。治以健脾补肾，日常药膳可加入：党参、白术、黄芪、巴戟天、补骨脂、菟丝子、枸杞子、吴茱萸等。

（5）阴阳两虚型：此型多由以上各型发展而来。主要症状表现为极度乏力、畏寒肢冷、手足心热、口干欲饮、腰酸腿软、不思饮食、大便偏稀或长期腹泻。脉象沉细或沉弱，舌淡而胖、有齿痕。治以阴阳两补。日常药膳可加入：炙黄芪、炒党参、焦白术、熟附子、干姜、肉桂、山药、麦冬、茯苓、枸杞子等。

四、情志调节

腹膜透析治疗的过程中，部分患者由于对疾病认识不足，容易产生紧张、恐惧的情绪；或是由于病情反复，对治疗失去信心，导致意志消沉，情绪低落，甚至产生轻生的念头。

中医学认为，人体是一个有机的整体，无论急性病、慢性病，情志上（指喜、怒、忧、思、悲、恐、惊）都会有不同程度的改变；情志变化可以直接影响到脏腑功能。如《素问》指出："精神不进，志意不治，故病不可愈。"医生应设法帮助患者消除各种不良情志因素，使其树立战胜疾病的信心，提高患者的生存质量，这是中医情志护理的根本目的。

情志太过容易伤害五脏。恐太过则伤肾，肾伤则藏精气化不及，精微失于固摄；思虑太过则伤脾，脾伤则运化不及；肾为先天之本，脾为后天之本。肾衰患者本身大多脾肾两虚，因此，杨霓芝建议患者应控制自身消极情绪，作为医护人员要及时对患者的消极情绪进行疏导，鼓励患者克服消极的情绪，客观地认识、接受疾病，了解治疗方案，并坚持配合治疗，树立战胜疾病的信心；同时建议患者家属适当安抚患者的不良情绪，必要时可以配合心理咨询及治疗，做到患者、医生、家人、社会共同努力，帮助患者抵抗疾病带来的不良情绪。如经调节仍无法改变抑郁或焦虑情绪，可转诊到心理科进一步评估。

五、适当运动，劳逸结合

腹膜透析患者应进行中低强度的运动，如散步、慢跑，打太极拳、骑自行车等，以增强患者的抵抗力和免疫力。舒缓的运动可以促进正气的激发，有助于病情的恢复。运动时间一般建议 30 分钟左右，心率每分钟不高于 110 次为宜，以身体微微有汗出为最佳。

目前研究指出，规律的运动训练可加速全身组织血流的运转，加快透析时溶质清除速度，使得机体尿素清除指数（Kt/V）上升，促进组织细胞体内的毒素的排泄，有利于提高透析的充分性，且有利于缩小各室间溶质的浓度梯度差，减少透析后溶质的反弹。同时有学者指出：终末期透析患者机体普遍存在持续反复的钙磷代谢紊乱的现象，规律的有氧运动可降低机体血清钙磷水平，是一个可行实际的干预新方法。

亦有学者在腹膜透析患者人群中开展了相关研究，探索运动对于腹膜透析患者透析效率的影响，研究结果中指出：有氧运动联合饮食干预能有效控制腹膜透析患者的容量负荷状态，对改善其水肿，减轻心脏负荷有一定的治疗意义。

六、"治未病"思想在预防腹膜透析并发症中的应用

（一）未病先防

内养正气是未病先防的重要内容和方法。对"未病"状态，中医学讲究保持阴阳的平衡，人才能够免于疾病的侵扰。因此，对于尿毒症腹膜透析患者，无论是否发生营养不良都应积极预防。

应加强腹膜透析患者的管理与培训，建立患者档案及门诊患者的随访制度，与患者建立密切的合作伙伴关系，教育患者掌握自我管理，加强患者培训与教育，对患者预防腹膜炎，改善预后，提高居家腹膜透析质量，促进患者全面康复有着积极的作用。

同时，应为每一例腹膜透析患者建立病例档案，使他们在医院有连续而完整的档案记录，在方便就医的同时，提倡进行个性化的透析，根据每一例患者的健康状况设计、调整透析方式方案，使他们的透析效果达到最佳。

（二）既病防变，瘥后防复

从中医角度来看，尿毒症腹膜透析属中医学"水肿""关格"等范畴。其基本病机为本虚标实，"本虚"以脾肾亏虚、气血不足为主，"标实"以水湿、浊毒、湿热、瘀血等为主；脾肾亏虚、湿浊瘀血内蕴始终贯穿于整个病程之中。

健脾补肾可以使机体正气恢复，以清除炎症标志物赖以产生和发展的条件，减少湿瘀毒邪产生的环境条件，固护正气，正本求源。亦有研究表明，中药对于改善腹膜透析患者胃肠功能及营养不良有较好的疗效。另外，许多临床医师使用健脾益肾、活血通络、补脾益肾、化湿泄浊、补益脾胃、理气运滞等中药在改善腹膜透析患者营养不良方面有一定疗效。

同时，透析人群心脑血管病变、血管钙化、左心室肥厚发生率高。中医认为瘀血阻络这些并发症发生的中药因素，患者血液处于高凝、高黏状态，临床又见脾气亏虚、水湿内停症状，所以气虚血瘀、水湿内停是其基本病机，血瘀贯穿本病始终。

血管钙化及心脑血管事件的发生，是由于多种因素产生血脉瘀阻、脉络闭塞而并发多种血管病变。无论是肺之不能布津，脾之不能运化，肾之不能固摄均显示本虚的本质。治疗中应不失时机运用补气药，扶正以祛邪，如黄芪人参、红参、党参等。现代药理研究证明，黄芪能明显降低血糖，促进肝糖原分解，增强和促进糖醇解作用，而且还能调节脂代谢，对于缓解和稳定病情可起重要作用。

同时，杨霓芝提出预防透析患者心脑血管事件发生要运用活血化瘀药，以促进肾动脉灌流量的增加，改善微循环，缓解血液高凝状态，减轻或延缓肾损害，使本病及血管病变并发症得到治疗和改善。

治疗肾病患者，要重视补气药和活血化瘀药的运用，结合自身临床体会，杨霓芝研制了三芪口服液制剂以用于治疗肾脏病。

腹膜透析需要腹腔内存留 2L 的腹膜透析液，对患者的肠道有一定的压迫，有些患者会有腹部胀气、消化不良、食欲减退等表现，同时，腹膜透析时有一些营养物质会从体内进入到腹膜透析液中随之丢失，而营养不良也对患者的预后产生影响。因此杨霓芝强调对病情稳定的患者，要根据每天超滤量的变化调整摄入量，避免液体的过度潴留，进一步加重心脏负担，影响胃肠道功能，加重营养不良的发生。同时对食欲不振的患者，可以适当使用一些健脾开胃的中药或中成药，帮助患者有更好的食欲，从而获得更好的营养。

（赵代鑫　伦龙威）

参考文献

[1] PALMER SC，HAYEN A，MACASKILL P，et al. Serum levels of phosphorus，parathyroid hormone，and calcium and risks of death and cardiovascular disease in individuals with

chronic kidney disease：a systematic review and meta-analysis.［J］.JAMA：the Journal of the American Medical Association,2011,305(11):1119-1127.

［2］殷晓红,张晓辉,何佩佩,等.腹膜透析相关性腹膜炎的临床分析及护理对策［J］.护理与康复,2007,6(9):612-613.

［3］YOUNG EW,ALBERT JM,SATAYATHUM S,et al. Predictors and consequences of altered mineral metabolism：the Dialysis Outcomes and Practice Patterns Study.［J］. Kidney International：Official Journal of the International Society of Nephrology,2005,67(3):1179-1187.

［4］TIAN Xinkui,Wang Tao. A Low-Protein Diet Does Not Necessarily Lead to Malnutrition in Peritoneal Dialysis Patients［J］. Journal of Renal Nutrition,2005,15(3):298-303

［5］胡蕾滨,翁亚萍,柳春波,等.有氧运动对血液透析患者钙磷代谢水平的影响研究［J］.现代实用医学,2014,26(12):1545-1546.

［6］唐爱当,林宏初,江杰.有氧运动联合饮食干预对控制腹膜透析患者容量负荷的效果观察［J］.临床护理杂志,2010,9(4):15-17.

［7］崔彤霞,钱白音,朱伟平,等.运动及低盐饮食对腹膜透析患者综合状况的影响［J］.第四军医大学学报,2008,29(24):2333.